中医历代名家学术研究丛书

主编 潘桂娟

Academic Research Series of Famous
Doctors of Traditional Chinese
Medicine through the Ages

"十三五"国家重点图书出版规划项目

江泳 谢天 韦章进 编著

俞根初

中国中医药出版社

·北京·

图书在版编目（CIP）数据

中医历代名家学术研究丛书.俞根初 / 潘桂娟主编；江泳，谢天，韦章进编著.—北京：中国中医药出版社，2017.9

ISBN 978-7-5132-3897-7

Ⅰ.①中… Ⅱ.①潘… ②江… ③谢… ④韦… Ⅲ.①伤寒（中医）—临床医学—经验—中国—清代 Ⅳ.① R249.1

中国版本图书馆 CIP 数据核字（2016）第 309918 号

中国中医药出版社出版

北京市朝阳区北三环东路 28 号易亨大厦 16 层

邮政编码　100013

传真　010 64405750

河北新华第二印刷有限责任公司印刷

各地新华书店经销

开本 880×1230　1/32　印张 5　字数 128 千字

2017 年 9 月第 1 版　2017 年 9 月第 1 次印刷

书号　ISBN 978 – 7 – 5132 – 3897 – 7

定价　42.00 元

网址　www.cptcm.com

社 长 热 线　010-64405720

购 书 热 线　010-89535836

侵 权 打 假　010-64405753

微信服务号　zgzyycbs

微商城网址　https://kdt.im/LIdUGr

官 方 微 博　http://e.weibo.com/cptcm

天猫旗舰店网址　https://zgzyycbs.tmall.com

如有印装质量问题请与本社出版部联系（010 64405510）

项目来源及国家重点图书出版计划

2005 年度国家 "973" 计划课题 "中医理论体系框架结构与内涵研究"（编号：2005CB532503）

2009 年度科技部基础性工作专项重点项目 "中医药古籍与方志的文献整理"（编号：2009FY120300）子课题 "古代医家学术思想与诊疗经验研究"

2013 年度国家 "973" 计划项目 "中医理论体系框架结构研究"（编号：2013CB532000）

国家中医药管理局重点研究室 "中医理论体系结构与内涵研究室" 建设规划

"十三五" 国家重点图书、音像、电子出版物出版规划（医药卫生）

前言

中医理论肇始于《黄帝内经》《难经》，本草学探源于《神农本草经》，辨证论治及方剂学发轫于《伤寒杂病论》。在此基础上，历代医家结合自身的思考与实践，提出独具特色的真知灼见，不断革故鼎新，充实完善，使得中医药学具有系统的知识体系结构、丰富的原创理论内涵、显著的临床诊治疗效、深邃的中国哲学背景和特有的话语表达方式。历代医家本身就是"活"的学术载体，他们刻意研精，探微索隐，华叶递荣，日新其用。因此，中医药学发展的历史进程，始终呈现出一派继承不泥古、发扬不离宗的繁荣景象。

中国中医科学院中医基础理论研究所，自 2008 年起相继依托 2005 年度国家"973"计划课题"中医学理论体系框架结构与内涵研究"、2009 年度科技部基础性工作专项重点项目"中医药古籍与方志的文献整理"子课题"古代医家学术思想与诊疗经验研究"、2013 年度国家"973"计划项目"中医理论体系框架结构研究"，以及国家中医药管理局重点研究室"中医理论体系结构与内涵研究室"建设规划，联合北京中医药大学等 16 所高等院校及科研和医疗机构的专家、学者，选取历代具有代表性或学术特色突出的医家，系统地阐释与解析其代表性学术思想和诊疗经验，旨在发掘与传承、丰富与完善中医理论体系，为提升中医师理论水平和临床实践能力和水平提供参考和借鉴。本套丛书即是此系列研究阶段性成果总结而成。

综观历史，凡能称之为"大医"者，大都博览群书，学问淹博赅洽，集百家之言，成一家之长。因此，我们以每位医家独立成书，尽可能尊重原著，进行总结、提炼和阐发。此外，本丛书的另一个特点是，将医家特色学术观点与临床实践相印证，尽可能选择一些典型医案，用以说明理论的实践价值，便于临床施用。本丛书现已列入《"十三五"国家重点图书、音像、电子出版物出版规划》中的"医药卫生"重点图书出版计划，并将于"十三五"期间完成此项出版计划，拟收载历代 102 名中医名家，总字数约 1600 万。

丛书各分册作者，有中医基础学科和临床学科的资深专家、国家及行业重点学科带头人，也有中青年教师、科研人员和临床医师中的学术骨干，分别来自全国高等中医院校、科研机构和临床单位。从学科分布来看，涉及中医基础理论、中医各家学说、中医医史文献、中医经典及中医临床基础、中医临床各学科。全体作者以对中医药事业的拳拳之心，共同努力和无私奉献，历经数年成就了这份艰巨的工作，以实际行动切实履行了传承、运用、发展中医药学术的重大使命。

在完成上述科研项目及丛书撰写、统稿与审订的过程中，研究团队暨编委会和审订委员会全体成员，精益求精之心始终如一。在上述科研项目负责人、丛书总主编、中国中医科学院中医基础理论研究所潘桂娟研究员主持下，由常务副主编张宇鹏副研究员、陈曦副研究员及各分题负责人——翟双庆教授、刘桂荣教授、郑洪新教授、邢玉瑞教授、钱会南教授、马淑然教授、文颖娟教授、陆翔教授、杨卫彬研究员、崔为教授、柳亚平副教授、江泳副教授、王静波博士等，以及医史文献专家张效霞副教授，分别承担或参与了团队的组织和协调，课题任务书和丛书编写体例的起草、修订和具体组织实施，各单位课题研究任务的落实和分册文稿编写和审订等工作。编委会还多次组织工作会议和继续教育项目培训，组织审订委员会专家复审和修订；最终由总主编逐册复审、修订、统稿并组织作者再次修订各分册文稿。自 2015 年 6 月开始，编委会将丛书各分册文稿陆续提交中国中医药出版社，拟于 2019 年 12 月之前按计划完成本套丛书的出版。

2016 年 3 月，国家中医药管理局颁布了《关于加强中医理论传承创新的若干意见》，指出"加强对传承脉络清晰、理论特色鲜明的古代医家的学术思想研究，深入研究中医对生命、健康与疾病认知理论，系统总结中医养生保健、防病治病理论精华，提升中医理论指导临床实践和产品研发的能力，切实传承中医生命观、健康观、疾病观和预防治疗观"。上述项目研究及丛书的编写，是研究团队对国家层面"加强中医理论传承与创新"号召的积极响应，体现了当代中医学人敢于担当的勇气和矢志不渝的追求！通过此项全国协作的系统工程，凝聚了中医医史、文献、理论、临床研究的专门人才，培育了一支专业化的学术队伍。

在此衷心感谢中国中医科学院及其所属中医基础理论

研究所、中医药信息研究所、研究生院，以及北京中医药大学、陕西中医药大学、山东中医药大学、云南中医学院、安徽中医药大学、辽宁中医药大学、浙江中医药大学、成都中医药大学、湖南中医药大学、长春中医药大学、黑龙江中医药大学、南京中医药大学、河北中医学院、贵阳中医药大学、中日友好医院等16家科研、教学、医疗单位，对此项工作的大力支持！衷心感谢中国中医药出版社有关领导及华中健编审、伊丽萦博士及全体编校人员对丛书编写及出版的大力支持！

本丛书即将付梓之际，百余名作者感慨万千！希望广大读者透过本丛书，能够概要纵览中医药学术发展之历史脉络，撷取中医理论之精华，传承千载临床之经验，为中医药学术的振兴和人类卫生保健事业做出应有的贡献！

由于种种原因，书中难免有疏漏之处，敬请读者不吝批评指正，以促进本丛书不断修订和完善，共同推进中医药学术的继承与发扬！

《中医历代名家学术研究丛书》编委会

2016年9月

凡例

一、本套丛书选取的医家，均为历代具有代表性或特色学术思想与临床经验的名家，包括汉代至晋唐医家 6 名、宋金元医家 18 名、明代医家 25 名、清代医家 46 名、民国医家 7 名，总计 102 名。每位医家独立成册，旨在对医家学术思想与诊疗经验等内容进行较为详尽的总结阐发，并进行精要论述。

二、丛书的编写，本着历史、文献、理论研究有机结合的原则，全面解读、系统梳理和深入研究医家原著，适当参考古今有关该医家的各类文献资料，对医家学术思想和诊疗经验，加以发掘、梳理、提炼、升华、概括，将其中具有理论意义、实践价值的独特内容阐发出来。

三、丛书在总体框架上，要求结构合理、层次清晰；在内容阐述上，要求概念正确、表述规范，持论公允、论证充分，观点明确、言之有据；在分册体量上，鉴于每个医家的具体情况不同，总体要求控制在 10 万～20 万字。

四、丛书每一分册的正文结构，分为"生平概述""著作简介""学术思想""临证经验"与"后世影响"五个独立的内容范畴。各分册将拟论述的内容按照逻辑与次序，分门别类地纳入以上五个内容范畴之中。

五、"生平概述"部分，主要包括医家姓名字号、生卒年代、籍贯等基本信息，时代背景、从医经历以及相关问题的考辨等。

六、"著作简介"部分，逐一介绍医家的著作名称（包括现存、已经亡佚又经后人辑复的著作）、卷数、成书年代、主要内容、学术价值等。

七、"学术思想"部分，分为"学术渊源"与"学术特色"两部分进行论述。前者重在阐述医家之家传、师承、私淑（中医经典或前代医家思想对其影响）关系，重点发掘医家学术思想的历史传承与学术渊源；后者主要从独特的学术见解、学术成就、学术特点等方面，总结医家的主要学术思想特色。

八、"临证经验"部分，重点考察和论述医家学术著作中的医案、医论、医话，并有选择地收集历代杂文笔记、地方志等材料，从中提炼整理医家临床诊疗的思路与特色，发掘、总结其独到的诊治方法。此外，还根据医家不同情况，以适当方式选录部分反映医家学术思想与临证特色的医案。

九、"后世影响"部分，主要包括"学术影响与历代评价""学派传承（学术传承）""后世发挥"和"国外流传"等内容。其中，对医家的总体评价，重视和体现学术界共识和主流观点，在此基础上，有理有据地阐明新见解。

十、附以"参考文献"，标示引用著作名称及版本。同时，分册编写过程中涉及的期刊与学位论文，以及未经引用但能体现一定研究水准的期刊与学位论文也一并列出，以充分体现对该医家研究的整体状况。

十一、附以丛书全部医家名录，依照年代时间先后排列，以便查检。

十二、丛书正文标点符号使用，依据《中华人民共和

国国家标准标点符号用法》（GB/T 15834–2011）。医家原书
中出现的俗字、异体字等一律改为简化正体字，个别不能
对应简化字的繁体字酌予保留。

《中医历代名家学术研究丛书》编委会

2016 年 9 月

内容提要

　　俞根初，名肇源，根初为其字。生于清雍正十二年（1734），卒于清嘉庆四年（1799）。浙江绍兴人，清代著名医家，"绍派伤寒"的创始人。代表著作为《通俗伤寒论》。俞根初学宗《黄帝内经》（以下统称《内经》）、《难经》，辨治外感时病，遵循张仲景之旨，兼参温病学说，结合六淫致病理论，以六经统摄三焦、气血辨证，从表里寒热论治外感病，既不同于伤寒学派，又异于温病学派，倡寒温合法，颇有特色。其统一外感病名和分类，创六经气化辨证体系，完善伤寒诊断方法，为伤寒立新法、创新方；临证治外感以开郁为先，治火化证重视祛除内生之邪；用药芳香宣透、轻清灵动；喜用果实、擅用鲜品药汁，颇具特色及临床价值。本书内容包括俞根初的生平概述、著作简介、学术思想、临证经验、后世影响等。

俞根初，名肇源，根初为其字。生于清雍正十二年（1734），卒于清嘉庆四年（1799）。浙江绍兴人，清代著名医家，"绍派伤寒"的创始人。代表著作为《通俗伤寒论》。俞根初学宗《内经》《难经》，辨治外感时病，遵循张仲景之旨，兼参温病学说，结合六淫致病理论，以六经统摄三焦、气血辨证，从表里寒热论治外感病，既不同于伤寒学派，又异于温病学派，倡寒温合法，颇有特色。其统一外感病名和分类，创六经气化辨证体系，完善伤寒诊断方法，为伤寒立新法、创新方；临证治外感以开郁为先，治火化证重视祛除内生之邪；用药芳香宣透、轻清灵动；喜用果实、擅用鲜品药汁，颇具特色及临床价值。

现代以来有关俞根初的学术研讨论文，经中国知网（CNKI）检索，有期刊论文145篇，学位论文4篇，会议论文19篇。论文内容主要涉及：①俞根初的生平事迹；②《通俗伤寒论》《重订通俗伤寒论》《三订通俗伤寒论》的版本源流；③俞根初的主要学术思想；④俞根初及其弟子的诊疗经验；⑤俞根初及"绍派伤寒"对后世的影响等。在俞根初著作的整理方面，有《重订通俗伤寒论》《三订通俗伤寒论》2部。虽然上述整理与研究较好地反映了俞氏"绍派伤寒"的发展及其对外感病的诊治特点，但从总体上来看，尚需深入挖掘、提炼、总结俞根初的主要学术思想和临床诊治经验。

本次整理研究，以深入研读和梳理俞根初原著内容为主，同时参考了来自现代学者的相关文献资料，对俞根初的学术思想和临证经验进行了较为系统的总结。本书重点反映俞根初对伤寒的"新知"及其对"绍派伤寒"的影响，以期比较全面而客观地展现其学术思想和临床诊疗特点。

本次整理研究，所依据的俞根初著作版本为中医古籍出版社 2002 年出版的《三订通俗伤寒论》，同时参考了上海科学技术出版社 1959 年出版的《重订通俗伤寒论》。

本次整理研究，王泽文、彭杨芷、李凯、李秘等参加了文献资料的搜集、整理和部分章节的编撰工作，在此表示衷心的感谢！同时衷心感谢参考文献的作者以及支持本项研究的各位同仁！

成都中医药大学　江泳　谢天

云南中医学院　　　韦章进

2015 年 6 月

目录

俞根初

生平概述

　　俞根初，名肇源，根初为其字，素以字行世。生于清雍正十二年（1734），卒于清嘉庆四年（1799）。浙江山阴（今浙江省绍兴市）陶里村人，清代著名医家，"绍派伤寒"的创始人。代表著作为《通俗伤寒论》。俞根初学宗《内经》《难经》，辨治外感时病，遵循张仲景之旨，兼参温病学说，结合六淫致病理论，以六经统摄三焦、气血辨证，从表里寒热论治外感病，既不同于伤寒学派，又异于温病学派，倡寒温合法，颇有特色。其统一外感病名和分类，创六经气化辨证体系，完善伤寒诊断方法，为伤寒立新法、创新方；临证治外感以开郁为先，治火化证重视祛除内生之邪；用药芳香宣透、轻清灵动；喜用果实、擅用鲜品药汁，颇具特色及临床价值。俞根初及"绍派伤寒"，对后世有较大的影响。

一、时代背景

　　绍兴古称越，是吴越春秋时代越国的都城。《史记·货殖列传》说："江南卑湿，丈夫早夭。"意指江南水乡，日照水蒸，潮湿温热，疫病丛生。绍兴的医家在和疾病不断斗争过程中蔚成一脉，时谓"越医"。"越医"在漫长的求索过程中，孕育了不少名家，形成了独特的学术流派，至明代已颇为鼎盛。如前有三朝御医戴思恭撰《证治要诀》《推求师意》《本草摘要》，后有一代宗师张景岳著《类经》《景岳全书》等，营造了有益于成就中医名家的良好氛围，也奠定了中医传承和发展的深厚基础。出生于中医世家的俞根初，受家学十数代传承，从小勤于读书，博采众长，钻研《内经》《难经》和张仲景学术，并承张景岳之说，旁参温病诸家，结合长期临证实践，撰成《通俗伤寒论》，开"绍派伤寒"之端。

二、生平纪略

俞根初在家中兄弟排行第三，鼎立医名后，乡间人皆称其"俞三先生"。其世祖俞亨宗公曾为宋代隆兴进士，据《绍兴府志》记载："仕至秘阁修撰，后为刑部尚书。"至明朝洪武年间（1368—1398），乃由亨宗后裔俞日新公迁居陶里村，遂始操医业，之后世代承袭，迄至俞根初时，已历十数代。

俞根初出生于世医家庭，对岐黄之学自幼耳濡目染，加之生性慧悟，且勤奋好学，才及弱冠即已通晓《内经》《难经》等轩岐经典，而对伤寒一门研习尤深，颇见功力。不仅论病议证多有卓识，而且临证治病更是每每应手奏效，屡起重笃之疾，而立之年就已名噪乡里。俞根初学识博古通今，善采众长，不拘泥前贤学说，且十分看重临床实务经验。他曾说："熟读王叔和，不如临证多，非谓临证多者不必读书也，亦谓临证多者乃为读书耳。"何秀山在《通俗伤寒论·序》中亦评论俞根初说："其学术手法，皆从病人实地练习、熟验而得，不拘泥于方书也，一在于其经验耳。"

俞根初行医近半个世纪，擅长诊治伤寒时证，日诊百十余人，声名远扬，老幼皆知。正如何秀山在《通俗伤寒论·序》中所说："其断病若者七日愈、若者十四日愈、若者二十一日愈，十有九验，病家奉之如神明。"俞根初诊治伤寒外感证注重四诊合参，尤其重视六经所主的舌、脉、目、候，更能师古而不泥古，善于创新。对于腹诊，他基于古代前贤之说并联系临床实际加以总结。俞根初治病疗疾总以祛邪为要，但亦特别重视顾护正气。因为正气内溃则邪气无由外出，六经之治独重阳明便是其慧眼所见。其遣方用药，既法度严明，又不拘一格，重视透邪达郁，三因制宜，灵动活泼，临床效验颇丰。

值得一提的是，俞根初宗古而不泥，敢于创新。他不拘于前人的成方定论，擅于结合自己的诊治经验和临床实际辨证组方遣药，拟定了许多灵稳清轻的有效方剂，至今仍为临床各科所常用。其中，有不少方剂已被收入全国高等中医院校《方剂学》教材中。如加减葳蕤汤、蒿芩清胆汤、羚角钩藤饮、柴胡枳桔汤、柴胡达原饮、柴胡陷胸汤等。

俞根初还十分强调瘥后调理，在其著述中专设调理诸法，示人治、养并重之规范。俞根初曾说："治伤寒兼证稍难，治伤寒夹证较难，治伤寒变证更难，治伤寒坏证最难。盖其间寒热杂感，湿燥互见，虚实混淆，阴阳疑似，非富于经验而手敏心灵、随机应变者，决不当此重任，曰与伤寒证战。"其超凡的医学造诣，从中亦可窥见一斑。

总之，俞根初之学源于《内经》《难经》，一生审证察病秉承张仲景六经辨证之旨意，又旁参张景岳、朱南阳、陶节庵、方中行、吴又可诸家之说，或辨或析，有扬有弃。其从伤寒中析出温病证治，汇集众善精华，触类旁通，六经三焦，勘证求源，寒热温凉，必求其平，熔铸伤寒、温病于一炉而独树一帜，自成一家，不仅为"绍派伤寒"奠定了坚实的理论基础，"寒温统一论"也因此发端，并争鸣学界。故俞根初被后世推为"绍派伤寒"（"绍派伤寒"之名始见于何秀山为《通俗伤寒论》所作序文。其曰："吾绍伤寒有专科，名曰绍派。"）的开山功臣，倡导"寒温统一"的先行者。其哲嗣赓香先生亦负有医林盛名，然随着家资日渐丰厚，便培植子孙读书，或入政界，或从幕道，由此俞氏医道遂绝。但"绍派伤寒"学说，迄至民国，通过何廉臣、曹炳章、徐荣斋等不断阐发，以及邵兰荪、胡宝书等的大力发展，逐渐扬名全国，盛行于世，成为誉满杏林的一朵奇葩。

俞根初年谱

清雍正十二年（1734），出生于浙江山阴（今浙江省绍兴市）陶里村。

清乾隆十五年（1750），行医乡里。

清乾隆二十九年（1764），名噪乡里。

清乾隆四十年（1775），《通俗伤寒论》（3 卷）成书。

清乾隆四十一年（1776），同邑友人何秀山为《通俗伤寒论》选加按语。

清嘉庆四年（1799），病逝，享年 65 岁。

民国五年（1916），经何廉臣勘订，《通俗伤寒论》在裘吉生主编的《绍兴医药学报》上陆续刊出。

民国二十三年（1934），上海六也堂书局刊出《通俗伤寒论》（12 卷）。

俞根初

著作简介

一、《通俗伤寒论》的内容和特点

　　俞根初年未弱冠，便精于《内经》《难经》，尤其对外感病的证治有独到心得。其诊治疾病常常独具慧眼，辨证准确，遣方用药亦不拘一格，灵动活泼，常常救危难于毫末。乾隆、嘉庆时即名噪杭绍，登门求医问药者日达百数十人。由于诊务太过繁忙，故俞根初著述不多，唯在诊暇之余将临证心得所悟逐一记录成篇，著成《通俗伤寒论》3卷。但其原著并未流传，而是经由后人整理、补苴、增订成12卷后出版传世，正式成书于乾隆四十一年（1776）。

　　《通俗伤寒论》之著作体例，"一曰伤寒要诀，二曰伤寒本证，三曰伤寒兼证，四曰伤寒夹证，五曰伤寒坏证，六曰伤寒复证，七曰瘥后调理诸法"，条理明晰，一目了然。俞根初论病议证法宗张仲景，紧紧围绕六经展开，又旁参寒温诸家，尤受张景岳影响；在汲取各家之要、融会贯通的基础上，铸六经、脏腑、三焦、气血辨证于一炉，倡导"寒温统一"；提出"以六经钤百病，为确定之总诀；以三焦赅疫证，为变通之捷诀"的新观点，执简驭繁，更加切合临床。对于治法与方剂，俞根初专设六经用药法、三焦用药法、六淫病用药法，列方101首，并以法统方，分为发汗剂、和解剂、攻下剂、温热剂、清凉剂、滋补剂六大类，以应六经之治。对于伤寒诊法，其在前人的基础上，结合临床实践提出了一系列新的见解，如观目、察舌、验口齿、按胸腹、问渴否、询二便、辨新久、查旧方等，阐前人之未发，补前人之未备。最后，俞根初通过总结先贤经验和个人心得，单独列举调理诸法，使得全书理、法、方、药、护一应俱全，系统完备。

　　总之，俞根初《通俗伤寒论》一书不仅继承了张仲景《伤寒论》的学术思想，而且融入了伤寒、温病两大学派的学术精华，同时又结合了浙绍一带的人文、地理、气候特点与三因制宜等内容，对张仲景学术的发扬和中医外感病学的发展都做出了重要的贡献，无疑是浙绍地区对中医学术承传与发展的一个重要里程碑。是书内容翔实，通俗易懂，能有效指导临床，在中医学术界享有"四时感证之诊疗全书"的美誉，并被推崇为"绍派伤寒"的奠基之作。《通俗伤寒论》的成书，标志着"绍派伤寒"的正式形成。

二、《通俗伤寒论》的整理修订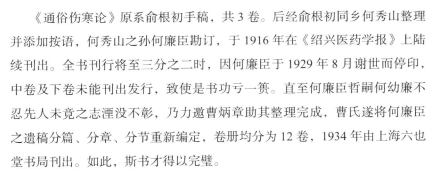

　　《通俗伤寒论》原系俞根初手稿，共 3 卷。后经俞根初同乡何秀山整理并添加按语，何秀山之孙何廉臣勘订，于 1916 年在《绍兴医药学报》上陆续刊出。全书刊行将至三分之二时，因何廉臣于 1929 年 8 月谢世而停印，中卷及下卷未能刊出发行，致使是书功亏一篑。直至何廉臣哲嗣何幼廉不忍先人未竟之志湮没不彰，乃力邀曹炳章助其整理完成，曹氏遂将何廉臣之遗稿分篇、分章、分节重新编定，卷册均分为 12 卷，1934 年由上海六也堂书局刊出。如此，斯书才得以完璧。

　　但由于时间仓促，书中章节不乏重复繁芜之处，且存在若干文字谬误，曹炳章拟重新整理，却无奈年事渐高，力难从心，于是让其学生徐荣斋继续整理。徐荣斋在曹炳章先生的指导下，对《通俗伤寒论》按照"点缀者删削之，繁杂者合并之，罅漏者补正之，并加按语以发明之"的原则，进行了重新修订。历时 11 年，经过潜心研究和系统整理，俾去芜存菁，益臻完善，而成《重订通俗伤寒论》，于 1956 年分别由杭州新医书局和上海卫生出版社出版。

　　1981 年，徐荣斋与其学生连建伟谈及《重订通俗伤寒论》，打算再次修订，不料次年因重病谢世而未能完成心愿。嗣后，连建伟以 1959 年 2 月上海科学技术出版社出版的《重订通俗伤寒论》为底本，以 1934 年 5 月上海六也堂书局铅印《通俗伤寒论》12卷本为主校本，以1916年《绍兴医药学报》铅印"大增刊"《通俗伤寒论》为旁校本，以1956年杭州新医书局《重订通俗伤寒论》为参校本，对全书再次进行校勘，并于2002年5月付梓中医古籍出版社出版《三订通俗伤寒论》。经过连建伟重新修订的《三订通俗伤寒论》版本，内容至臻完善。

总之，奠定"绍派伤寒"学术基础的《通俗伤寒论》，在成书后的200多年中，多人为之加按、作注。尤其经过何秀山、何廉臣、曹炳章、徐荣斋、连建伟等校勘、整理、修订，《通俗伤寒论》的学术思想得到不断丰富和创新，使"绍派伤寒"学说得以独树一帜，蜚声医林，扬名海内外。

三、《通俗伤寒论》的版本源流

俞根初《通俗伤寒论》，为熔伤寒、温病于一炉之专著。原著惜已亡佚，但其内容尚完整地保存在流传后世的各种版本中。中国中医科学院中国医史文献研究所的陆雪秋对《通俗伤寒论》的版本做了较为翔实的考察。考察结果如下。

1991年出版的《全国中医图书联合目录》收录了《通俗伤寒论》10种版本，而2002年中医古籍出版社出版的铅印本及2004年福建科学技术出版社出版的铅印本是《全国中医图书联合目录》未著录的2个新版本。

此外，《绍兴医药学报》曾经刊登过发行《通俗伤寒论》的通知及册数、书价：①原六十九期丁巳（1917）一月出版第七卷第一号"本报社大增刊目录"第二：《通俗伤寒论》卷上；②原七十期丁巳（1917）二月出版第七卷第二号"绍兴医药学报社代售及印行书目"：《通俗伤寒论》二册；③原八十七期戊午（1918）七月出版第八卷第七号"时令要书"：《通俗伤寒论》俞根初先生遗著，何廉臣君校勘，四册。以上3个版本，可能为何廉臣随编随附绍兴医药学报社出版的版本。另有 1948 年重庆中西医药图书社铅印本《通俗伤寒论》。以上 4 个版本，均未被《全国中医图书联合目录》所收。

　　通过对以上版本的分析，可知《通俗伤寒论》有 4 种传本：① 1916 年绍兴医药学报社铅印本《通俗伤寒论》，为何秀山增订本，是迄今见到的最早版本（简称"何秀山本"）；② 1932、1933、1934 年上海六也堂书药局铅印本《通俗伤寒论》，为何廉臣增订本（简称"何廉臣本"）；2004 年连智华以何廉臣本为底本进行点校，为突出此书经何廉臣校勘，特命名为《增订通俗伤寒论》；③ 1956 年杭州新医书局版本，与 1956 年上海卫生出版社出版的《重订通俗伤寒论》为同一传本，均为徐荣斋增订本（简称"徐荣斋本"）；1959 年科技卫生出版社铅印本，及 1959 年上海科学技术出版社铅印本，为徐荣斋再吸收各地读者反馈意见后修改再版；④ 2002 年连建伟在徐荣斋本基础上对此书进行修订，出版了《三订通俗伤寒论》（简称"连建伟本"）。经过对《通俗伤寒论》的 4 个传本进行考察，其情况大致如下（按时间先后顺序排列）。

（一）《通俗伤寒论》（何秀山本）

　　《通俗伤寒论》原著者为绍兴俞根初，选按者为绍兴何秀山（生卒年不详），校勘者为绍兴何廉臣（1861—1929）。民国五年（1916）八月出版，现藏于中国中医科学院图书馆。此书为普通线装书籍，现存卷上一、二，其余散佚。封面书"绍兴医药学报社刊行，医药丛书十六种，通俗伤寒论卷上一"。卷前"通俗伤寒论序"1 篇，落款"乾隆四十一年望何秀山识于昌镇之碧山书屋"。卷首题："通俗伤寒论，浙绍陶里村俞根初先生遗著，长乐乡何秀山选按，孙何廉臣校勘。"

　　何秀山本现存已残，只存卷上一、二。何秀山以"务使俞氏一生辨证用药之卓识雄心，昭昭者若发蒙"为旨，首先对此书进行了系统的研究，在俞根初《通俗伤寒论》3 卷抄本上，分条分段加以按语，做了阐发补正。此书中有"秀按""廉勘"内容。正文内容与何廉臣版无差别，只是新增序言 7 篇，书后跋作者亦不同。何秀山为"绍派伤寒"名家，生平服膺四张（张仲景、张子和、张景岳、张路玉），其按语中处处体现出法法不离古人而又不拘泥于古人成法，深入浅出地阐释"绍派伤寒"的理论。

（二）《通俗伤寒论》（何廉臣本）

《通俗伤寒论》，俞根初遗著，何廉臣校勘。此书为普通线装书籍，共 1 函 10 册，12 卷，12 章，121 节。1934 年上海六也堂书药局印行。

封面附 1 至附 5 题为：①何氏医药丛书之一种，《通俗伤寒论》，杜就田；②六也堂书药局印行；③何廉臣先生遗像，落款"中华民国十六年清和月姐愚弟严继春敬题时年七十五"；④守数精明，落款为"周文郁题"；⑤何幼廉先生小像。

何秀山序 1 篇，新增序文 7 篇，依次为：①何廉臣先生传，落款为"庚午仲冬素藏王恕常拜手谨撰"；②何廉臣先生事略，落款为"庚午孟夏后学无锡周镇小农拜手谨撰于惜分阴轩"；③绍兴何廉臣增订《通俗伤寒论》序，落款为"中华民国纪元甲戌季春望后三日张寿颐山雷甫拜撰于兰溪城中天福山麓之寓庐"；④《通俗伤寒论》序，落款为"民国二十二年癸酉仲春会稽素臧居士原名积文王恕常谨序"；⑤《通俗伤寒论》序，落款为"民国第一甲戌病月社愚弟杜子极同甲序于章家桥之寓庐"；⑥《通俗伤寒论》绪言，落款为"中华民国廿一年十二月四明曹炳章序于绍兴和济药局之寓庐"；⑦《通俗伤寒论》后序，落款为"民国五年丙辰四月望何廉臣印岩识于卧龙山麓之宣化坊"；⑧《通俗伤寒论》前序，何秀山作。

卷首题："通俗伤寒论，浙绍陶里村俞根初先生遗著，山阴长乐乡何秀山选按，孙何廉臣校勘，曾孙幼廉、篠廉同校，鄞县曹赤电炳章参订。"

何廉臣认为，"俞氏此著，辨析诸证，颇为明晰。其条例治法，寒温互用，补泻兼施……方方切用，法法通灵……发前人所未发"，为后人立治时病之模式。并将其师樊开周经验方及何氏 40 余年之心得学理、治验良方，按证增入，随编随附绍兴医学报社排印。1929 年何廉臣谢世，其书未竟。3 年后，曹炳章补苴续成，由上海六也堂书局出版。

与俞根初原著相比，何廉臣本增加了"廉勘""幼廉按""炳章按"等按语及"周越铭新撰方歌""六经舌苔歌""吴坤安察舌辨证歌诀"。另外，此本对部分章节顺序进行了调整，如原书第 1 章第 9 节六经方药，调至第 2 章；将原书第 8 章的"伤寒兼证上"和"伤寒兼证下"，合并为"伤寒兼证"；将原书第 9 章分的"伤寒夹证上""伤寒夹证中""伤寒夹证下"合并为"伤寒夹证"。

何廉臣本目录与俞根初原著同，但第 9 章第 15 节"夹虫伤寒"、第 16 节"夹虚伤寒"内容，书中缺漏。

何廉臣以丰富的学识对该书分条分段进行加按阐释，进一步发挥了"绍派伤寒"和寒温融合的学术思想。何廉臣提出伤寒证治不外四法："曰伤寒初起本证治法；曰伤寒初起兼证治法；曰伤寒日久化寒，并误治化寒证治；曰伤寒日久化热，并误治化热证治。其霍乱、风湿、食复、劳复，以杂症附之。"何廉臣根据"吾绍地居卑湿，人多喜饮酒茶，嗜食瓜果"的特点，提出绍地伤寒辨证当重视湿邪与伏气，并提出"湿热治肺，寒湿治脾"的说法，用药清轻芳透，切合绍兴地域特色；并对伤寒多种兼证、夹证阐发自己的看法，以补俞根初未尽之处。如夹痛伤寒，俞根初之说甚简，何廉臣则广收众方，分列 10 法；夹胀伤寒，何廉臣参证学说 16 家，引用方剂 83 个，对肿、胀、蛊、臌进行详细的分析，并列相应治则和方药，提出胀有十胀、臌有五臌之说。此外，何廉臣对于西洋医学并不排斥并广购西书，对此研读颇有心得，其衷中参西的思想一一反映在此著作中。曹炳章在本书"绪言"中说："先师考古证今，发明学理，其实验疗法，皆四十余年心血之结晶……不但四时病无一具备，而重要杂症亦无遗漏矣。"此书被"医学界公认为四时感证之诊疗全书"。何廉臣对"绍派伤寒"的发展做出了重大的贡献，世人称之为"绍派伤寒"之中坚。

2004 年福建科学技术出版社铅印本《增订通俗伤寒论》，由王致谱审定、连智华点校，共 12 章，119 节。该书以 1932 年上海六也堂药局铅印本为底本（即何廉臣增订《通俗伤寒论》的初始版）进行点校，本着尊重历史、忠实原著的原则，不改动原著，把原文竖排改为横排，把繁体字改为规范的简化字，校勘文中讹字、衍文等错误，为何廉臣本的再现。

（三）《重订通俗伤寒论》（徐荣斋本）

《重订通俗伤寒论》，俞根初原著，徐荣斋（1911—1982）自 1944 年起，历时 11 年，系统整理，予以重订，于 1955 年由杭州新医书局出版，1956 年上海卫生出版社再版。共 1 册，12 卷，12 章，计 108 节。封面书"徐荣斋整理祖国医学文献之一，《重订通俗伤寒论》，钱今阳题签"。

除何廉臣、何秀山序外，新增序文 2 篇。4 篇序言依次是：①《重订通俗伤寒论》题解，落款为"公元一九五五年九月十日四明曹炳章"；②写在《重订通俗伤寒论》前，落款为"一九五五.九.十五日徐荣斋于绍兴"；③《通俗伤寒论》后序，何廉臣作；④《通俗伤寒论》前序，何秀山作。

卷首题："重订通俗伤寒论，绍兴陶里村俞根初遗著，绍兴长乐乡何秀山选按，孙何廉臣校勘，曾孙幼廉、筱廉同校，鄞县曹赤电炳章参订，绍兴市徐荣斋重订"。

徐荣斋本完好无缺。徐荣斋本着"推陈出新，去芜存菁的精神"，在何廉臣基础上进行重订，分条分段增注其心得按语，易名为《重订通俗伤寒论》。此本增加上述 2 篇序言和后记，删除王恕常、周镇、张山雷、曹炳章等序文。此外，增加第 1 章第 2 节陈逊斋的"六经病理"、第 1 章第 4 节姜白鸥的"脉理新解"；第 9 章第 13 节"夹痨伤寒"增入《理虚元鉴》的

"四损""四不足";第 12 章增入"病中调理法"。

原著内容重复者给予合并。第 1 章第 4 节的"六经"部分,并入第 1 章第 1 节"六经形层";第 9 章第 4 节"夹气伤寒",并入第 9 章第 8 节"夹痞伤寒";第 9 章第 14 节"夹阴伤寒",并入第 9 章第 1 节"夹食伤寒";文中观点或者学说有疑不确者,则引证事物,分析问题,加以考证(如第 9 章第 4 节"夹血伤寒"、第 13 节"夹痨伤寒"、第 14 节"临经伤寒"、第 10 章第 1 节"伤寒转痉");徐荣斋认为理论欠缺者,均采取近说,予以发挥(如第 8 章第 4 节"伤寒兼症"中的"疫疟"、第 8 节"湿温伤寒"、第 12 章第 5 节"起居调理法")。

徐荣斋为求精简,删除了何廉臣版中第 1 章第 1 节"六经气化"、第 3 节"六经关键"、第 2 章"六经方药"周越铭附入的方歌、第 6 章"张长沙四言脉诀""钩玄""六经舌苔歌""察舌辨证歌"、第 8 章第 12 节"漏底伤寒"中的"廉勘"、第 12 章"情欲调理法";改变了何廉臣版以"编"通"章"的编排方法,直接用第 1 章至第 12 章序目排列。

总之,徐荣斋整理此书的方式,诚如其在序言所言:"点缀者删削之,繁杂者合并之,罅漏者补正之,每节之后,并加按语以发明之。"

徐荣斋受到西方医学的影响,结合西医学理予以重订,表现出中西汇通思想。

(四)《三订通俗伤寒论》(连建伟本)

《三订通俗伤寒论》,清·俞根初著,连建伟(1951—)订校。此书共 1 册,12 卷。

除原曹炳章题词、徐荣斋序、何秀山序、何廉臣序、徐荣斋"再版附言"外,新增序文 1 篇、前言 1 篇。依次为:①《三订通俗伤寒论》序,落款为"邓铁涛写于 2001.10.23";②《三订通俗伤寒论》前言,落款为"浙江中医学院,连建伟写于 2001 年 10 月 1 日于杭州";③《重订通俗伤寒论》题辞，曹炳章作；④写在《重订通俗伤寒论》前，徐荣斋作；⑤《通俗伤寒论》后序，何廉臣作；⑥《通俗伤寒论》前序，何秀山作；⑦再版附言，落款为"徐荣斋一九五六年十月于绍兴市"。

卷首题："三订通俗伤寒论，绍兴陶里村俞根初遗著，绍兴长乐乡何秀山选按，孙何廉臣校勘，曾孙幼廉、筱廉同校，鄞县曹赤电炳章参订，绍兴市徐荣斋重订，嘉善连建伟三订平阳徐晓东参订"。

连建伟本保存完好。连建伟为了有别于其他传本，而名为《三订通俗伤寒论》。此书以上海科学技术出版社 1959 年 2 月 1 版徐荣斋再修订的《重订通俗伤寒论》为底本，以 1934 年 5 月上海六也堂书局铅印本《通俗伤寒论》12 卷为主校本，1916 年绍兴医药学报社铅印大增刊《通俗伤寒论》本为旁校本，1956 年杭州新医书局《重订通俗伤寒论》为参校本进行修订。

连建伟对《重订通俗伤寒论》进行校勘，纠正了书中引用中西汇通之说的一些偏颇之处，并校勘了误文、脱漏、衍文等。《三订通俗伤寒论》比徐荣斋版增加了 7 万多字，增入了连建伟的按语，内容更加完备，给后世留下一部理法方药齐全、理论与临床相结合的外感热病专著。

俞根初

学术思想

一、学术渊源 🦅

（一）源本《内经》《难经》

《素问·热论》曰："今夫热病者，皆伤寒之类也。"《黄帝内经素问集注·卷五》解释说："凡外淫之邪，始伤表阳，皆得阳气以化热，故曰：凡热病者，皆伤寒之类也。"《难经·五十八难》亦曰："伤寒有五，有中风，有伤寒，有湿温，有热病，有温病，其所苦各不同。"此处"伤寒有五"之"伤寒"，即泛指所有外感疾病。可见，《内经》《难经》均以"伤寒"之名总括外感疾病，俞根初谓"伤寒，外感百病之总名也"，并以"伤寒"立论，概论一切外感病证的因、证、脉、治，其本源是显而易见的。

《素问·热论》还提出："伤寒一日，巨阳受之，故头项痛，腰脊强。二日阳明受之，阳明主肉，其脉挟鼻络于目，故身热，目痛而鼻干，不得卧。三日少阳受之，少阳主胆，其脉循胁络于耳，故胸胁痛而耳聋……四日太阴受之，太阴脉布胃中络于嗌，故腹满而嗌干。五日少阴受之，少阴脉贯肾络于肺，系舌本，故口燥舌干而渴。六日厥阴受之，厥阴脉循阴器而络于肝，故烦满而囊缩……治之各通其脏脉，病日衰已矣。其未满三日者，可汗而已；其满三日者，可泄而已。"从经络的角度，以六经概括伤寒热病由表入里的传变规律、证候表现特点及治则治法，这对俞根初"六经形层""六经病证"等相关理论的形成也都有很深的影响。如俞根初认为，"太阳经主皮毛，阳明经主肌肉，少阳经主腠理，太阴经主肢末，少阴经主血脉，厥阴经主筋膜"，实际与《素问·热论》所论是一脉相承的，只是有所发挥罢了。

除此以外，俞根初所倡导的外感病证"六经气化"辨治体系，其六经的内涵已非局限于《内经》所言之六经，其气化学说较《内经》亦有所不同，但无疑是据《素问》运气七篇所论五运六气和气化学说发展而来。俞根初的诊疗思想亦多源于《内经》。如俞根初根据《灵枢·大惑论》之"五脏六腑之精皆上注于目"的论断，在临床诊病非常重视观察目睛的状况，指出"凡病至危，必察两目，视其目色以知病之存亡也，故观目为诊法之首要"。再如，在治疗方面，对湿病的治疗，俞根初就依据《素问·至真要大论》"湿淫于内……以淡泄之"之说，很明确地指出"湿宜淡渗"而立淡渗利湿法，以"二苓、薏、滑"为主药治之。

综上可见，俞根初之学源本《内经》《难经》，当然这与《内经》《难经》作为中医理论体系的奠基之作是密不可分的，但同时也说明俞根初之学说是有本之木，而非无源之水。

（二）学宗张仲景

《内经》《难经》奠定了中医学的基本理论，但其脏腑经络、气血阴阳、病因病理、治则治法等基本理论并未与临床诊治具体结合起来。将医学理论与临床诊治有机结合的，当推张仲景的《伤寒杂病论》。张仲景创造性地把《内经》《难经》等古典医籍中的基本理论运用于临床实践，并经过长期的实践检验不断总结和升华，建立起了一套理法方药俱全、辨证体系完整、辨证思维灵活的六经辨证论治体系，因而被历代医家所重视和运用。自唐代开始《伤寒论》就被列为国家选拔医官考试的必考科目，且这一制度一直延续到清代。俞根初作为享誉杭绍的中医大家，自幼熟读《内经》《难经》，对《伤寒论》的研习尤见功力，对伤寒感证的研究亦最有心得，因此对张仲景之学推崇备至，其唯一著述即冠以"伤寒"二字，且书中内容"篇篇以六经展开，法法与仲景相合"，可足资证明。

俞根初认为，"病变无常，不出六经之外，《伤寒论》之六经乃百病之六经"，提出"以六经钤百病，为确定之总诀"，在论述伤寒本证、夹证、杂证、复证时，均以六经为纲。当然，俞根初所论之"六经"与《伤寒论》

之"六经"不尽相同，对六经病证的描述与《伤寒论》之六经病证也存在一定差异，但无疑都是在张仲景六经理论的基础上发展而来。具体而言，俞根初对"六经"的认识主要有两点：一是提出"太阳主皮毛，阳明主肌肉，少阳主腠理，太阴主肢末，少阴主血脉，厥阴主筋膜"，把六经设定为机体的六个层次；二是提出"太阳内部主胸中，少阳内部主膈中，阳明内部主脘中，太阴内部主大腹，少阴内部主小腹，厥阴内部主少腹"，将六经与三焦有机结合起来。这种认识拓展了张仲景"六经"的内涵，即把与脏腑经络紧密关联的皮肤、腠理、肌肉、四肢、血脉、筋膜融入六经之中，使六经与脏腑及其络属部分的生理病理构成了一个有机整体，因而对外感病证的发生、传变及转归的阐释更加全面中肯。

此外，俞根初所立"六经治法"——汗、下、和、温、清、补六法，未出张仲景治法范围之右，只不过俞根初善解张仲景经旨并结合临床实际，活学活用而已。如治疗风寒表证，俞根初只取张仲景辛温发汗之法旨，却不用麻、桂二汤而另拟苏羌达表汤治之。其中之道理如其所言，因为"浙绍卑湿，凡伤寒恒多挟湿，故予于辛温中佐以淡渗者，防其停湿也。湖南高燥，凡伤寒最易化燥，仲景于辛温中佐以甘润者，防其化燥也。辛温发汗不法虽同，而佐使之法则异。治正伤寒证，每用以代麻桂二汤，辄效"。故不难看出，俞根初之学术是取法于张仲景，又立足临床，一切从实际出发而有所创新和发展的。

（三）旁参寒温诸家

俞根初生性慧悟而手敏心灵，终其一生精究外感病的辨证治疗，学富五车，博闻强识，不仅对经典烂熟于心，亦擅于汲取后世寒温诸家之精粹，汇集众长，创造性地熔寒温于一炉，提倡寒温宜统一，以灵活辨治外感病。对俞根初学术思想的形成，有重要影响的寒温医家主要有以下几位。

1. 朱肱、陶节庵、方有执

以上三位都是有名的伤寒学派大家，各自均从不同的角度对《伤寒论》进行过阐发。其中，朱肱秉持《难经》对伤寒的广义、狭义之分，认为广义伤寒为外感病证之总称。俞根初亦曰："伤寒，外感百病之总名也。"朱肱在诊治疾病时主张病证结合，强调"因名识病，因病识证"，并谓："天下之事，名定而实辨，言顺则事成。又况伤寒之名，种种不同，若识其名，纵有差失，功有浅深，效有迟速耳。不得其名，妄加治疗，往往中暑乃作热病治之，反用温药，湿温乃作风温治之，复加发汗，名实混淆，是非纷乱，性命之危，危于风烛。"因此，根据脉证与病因，勘定了广义伤寒中各种疾病的名实，详论狭义伤寒、伤风、热病、中暑、温病、温疟、风温、温疫、中湿、湿温、痉病、温毒等 12 种病证的鉴别和辨证施治。俞根初则受此启发，把伤寒感证的病证类型分为五大类，伤寒本证、兼证、夹证、坏证、复证，将朱肱所列的热病、中暑、温病、温疟、风温、湿温、痉病等归于伤寒兼证，即将寒温统一起来，以便于索骥运用；但同时又各列具体的病名，诸如热病伤寒、风温伤寒、湿温伤寒、热病伤寒、暑湿伤寒等，以示彼此区别，教人同中辨异，避免混为一谈。

陶节庵所著《伤寒六书·伤寒家秘的本卷之二》云："夫伤寒二字，盖冬时天气严寒，以水冰地冻而成杀厉之气，人触犯之，即时病者，为正伤寒……其余春夏秋之时，虽有恶寒身热、头痛，亦微，即为感冒非时暴寒之轻，非比冬时气正伤寒为重也。如冬感寒不即病，伏藏于肌肤，至春夏时，其伏寒各随时气改变为温为热者，因温暑将发，又受暴寒，故春变为温病……其伏寒至夏，又感暴寒，变为暑病。"俞根初在论述伤寒本证时，分为小伤寒、大伤寒（即正伤寒）、两感伤寒、伏气伤寒等，与此论不无关联。其所论伤寒兼证，即寒兼他邪或他邪兼寒，也多是受此启发。另外，在伤寒诊法中，陶节庵主张"先观两目……次看口舌……后以手按其心胸至小腹，有无痛处……再后问其大、小便通利若何，有何痛处，及服过何药，方知端的。务使一一明白，证脉相对，庶得下药无差"。其论述虽简，但伤寒的诊断要点已囊括其中。俞根初诊治疾病时重视观目、按腹，并形成较为系统的观目、按腹诊病法，受此影响不可谓不深刻。

方有执深究《伤寒论》，对六经的认识颇有见地。他认为"六经之经，与经络之经不同"，将六经称为"六部"，其《伤寒论条辨》开篇绘"阳病在表自外而内之图""阴病在里自下而上之图"，以区域来阐释六经涵义，将五脏、六腑、四体、百骸，周身内外都囊括其中。这对俞根初"六经形层"理论的形成有着直接影响。此外，方有执在书中指出《伤寒论》六经辨证不独适用于伤寒，而是适用于所有疾病，并提出六经纲领说，即所谓"经为纲，变为目，六经皆然也"，认为六经又以太阳为纲，其余五经为之变皆统属于太阳。这对俞根初启发颇多，乃提出"六经钤百病，为确定之总诀"。《通俗伤寒论》首列太阳诸病证，然后再述其余五经"或火化，或水化，或水火合化"之变，说明其所论亦是以太阳为纲的。

2. 张景岳、喻昌、吴又可、叶天士

"绍派伤寒"萌发于《景岳全书·伤寒典》，故俞根初受张景岳的影响尤为深刻。如张景岳在《伤寒典·伤寒总名》中说："凡病温病热而因于外感者……皆谓之为伤寒。"其将"伤寒"作为外感百病之总名。俞根初《通俗伤寒论》开篇则更为明确地提出"伤寒，外感百病之总名也"。张景岳把温病、暑病统属于伤寒总名之下，又从六经的角度对伤寒热病发斑、发黄、发狂、风湿、下利、温疫等症加以阐发。俞根初则直接将上述病证分别定名为"发斑伤寒""发黄伤寒""发狂伤寒""漏底伤寒"等进行论述。再如，张景岳反对"伤寒无补法"之说，他在《伤寒典·论虚邪治法》提出："凡临证者，但见脉弱无神、耳聋手颤、神倦气怯、畏寒喜按、言语轻微、颜色青白、诸形证不足等候，便当思顾元气。"即细辨虚损之在阴在阳，采

用扶正祛邪的治法和方药，而不可"任意攻邪"。俞根初宗此并结合临床实践，创制了加减葳蕤汤、九味仓廪汤、参附再造汤等多首滋补祛邪的方剂，至今仍广为临床所用。此外，张景岳、俞根初对伤寒的六经传变规律，均认为既可传手亦可传足，也是一脉相承的。

喻昌穷经皓首，精究《伤寒论》，从中析出温病的证治思想，对后世温病学的形成产生了重要影响。他在《尚论篇·卷首》指出："温疫之邪则直行中道，流布三焦，上焦为清阳，故清邪从上入，下焦为浊阴，故浊邪从下入，中焦为阴阳交界，凡清浊之邪必从此区分，甚则三焦相溷，上行极而下，下行极而上。"治疗上与"治伤寒表里诸法"皆不相同，"未病前，预饮芳香正气药，则邪气不能入……邪既入，急以逐邪为第一义。上焦如雾，升而逐之，兼以解毒；中焦如沤，疏而逐之，兼以解毒；下焦如渎，决而逐之，兼以解毒"，开创了温疫的三焦分治法。俞根初受此启发，根据疫症传变常疾如迅雷，感则流布三焦，难拘一隅的特点，治法上融汇了喻昌三焦分治兼以解毒法，采用分步逐邪法，总以驱邪外出为要；并在实践中不断总结，提出"以三焦赅疫证"，成为其辨治温疫"变通之捷诀"。

吴又可是温病学派的奠基者，他认为"温疫"与张仲景所论"伤寒"有天壤之别，批判当时盛行的"伏寒化温论"（即把风寒论作温病的病因），乃从"杂气"立论，全面阐述了温疫的致病原因、感邪途径、病变部位、传变规律、治则治法、传播流行等；提出"邪自口鼻而入"，创"邪伏膜原"说。如《瘟疫论·卷上》谓膜原"内不在脏腑，外不在经络，舍于伏脊之内，去表不远，附近于胃，乃表里之分界，是为半表半里"，所以"温疫之邪，伏于膜原，如鸟栖巢，如兽藏穴，营卫所不关，药石所不及"，因"此邪不在经，汗之徒伤表气，热亦不减……此邪不在里，下之徒伤胃气，其渴愈甚"，只宜疏利透达，"使邪气溃败，速离膜原"，创制了达原饮。俞根初继承了吴又可"邪伏膜原"理论，但并非简单拿来，而是通过亲历临床，结合地域气候、人体禀赋、饮食风俗等因素，针对浙绍地区之人禀赋嫩弱、恣食生冷油腻、地居潮湿，"上吸秽气，中停食滞者甚多"的特点，以吴又可达原饮为基础，巧思妙构，加减化裁，创制出熔宣上、畅中、达下于一炉的柴胡达原饮，用药偏于芳香透达，宣畅三焦气机，恢复三焦功能，使膜原伏邪自然外达。较之吴又可用药重于逐邪，使用辛燥之品直捣疫邪盘踞之所，是俞根初三因制宜、活学活用的体现。

叶天士是温热病学之一代宗师，他在深研经典、继承前贤学术精粹的基础上，总结出"温邪上受，首先犯肺，逆传心包"十二字，正确揭示了温病的感邪与传变规律，被后世称为"温病证治之总纲"；对于温病辨治，叶天士《外感温热篇》提出，"卫之后方言气，营之后方言血。在卫汗之可也，到气才可清气，入营犹可透热转气……入血就恐耗血动血，直须凉血散血"，确立了卫气营血辨证论治体系。这对俞根初认识伤寒感证都产生了较大影响，俞根初虽以"六经钤百病""三焦赅疫证"，但同时也融入了叶天士的卫气营血理论。例如，他认为伤寒"入阳经气分，则太阳为首；入阴经血分，则少阴为先"，而且提出"凡病伤寒而成温者，阳经之寒变为热，则归于气，可归于血；阴经之寒变为热，则归于血，不归于气"。此外，俞根初在外感病诊法上重视辨舌审苔、验口察齿，治疗用药上主张小量轻灵，注重宣畅气机，善用芳香淡渗之品等，受到叶天士的影响是显而易见的。

综上所述，俞根初之学，源于《内经》《难经》，法宗张仲景，兼取寒温诸家。可见，俞根初既长于宗法经旨，又擅于拾散金碎玉，且勇于推陈出新，在熔铸己身的同时而有所建树。其《通俗伤寒论》一书，汇集寒温两派之精髓，创立六经气化辨证体系，使寒温统一，故被称为"四时感证之诊疗全书"，俞根初也因此被推为"绍派伤寒"的领袖。

二、学术特色

（一）统一外感病命名和分类

《素问》中以病名作为篇名者，如《痹论》《痿论》等多篇，并列治病之十三方；而张仲景在《伤寒杂病论》中，则更是明确以"辨××病脉证并治"作为篇名，提示临床诊治疾病当首辨病名，再据病辨证，最后施以对病对证的方药治疗，才能快速起效，及时地阻止疾病的恶化。

俞根初在临床实践中发现，外感病证与杂病相比，传变多难预测，死生常悬反掌之间，故要求辨治必须迅速缜密、准确无误。张仲景以辨病为辨证之先决，《伤寒论》以六经病名总括伤寒虽可执简驭繁，但由于时代局限，其论终究详寒略温，未能概全外感病的证治规律。随着外感病学术的发展，尤其是温病学说的发展，卫气营血辨证、三焦辨证的提出，充实了外感病的辨治理论，但同时又因此辨治体系不同于张仲景的六经辨证体系，便形成了寒、温两大学派，因而对外感病证的命名就呈现出了门类众多，甚至病名、证名交叉混淆，纷繁复杂的局面，临证之际则常令人莫衷一是，这对外感病的快速准确辨证和及时正确救治无疑造成了一大障碍。

基于上述情况，俞根初乃从统一病名入手，开篇就提出"伤寒，外感百病之总名也。有小证，有大证，有新感证，有伏气证，有兼证，有夹证，有坏证，有复证"，然后再从感邪与发病途径的角度，将伤寒本证分为小伤寒（四时感冒）、大伤寒（正伤寒）、两感伤寒、伏气伤寒（肾伤寒，伏阴、伏阳）、阴证伤寒（直中）。其次，根据邪气兼夹主次的不同，立"伤寒兼证"专章，详细介绍了 21 种伤寒兼证的病因、证候、舌相、脉象和治法方药。其中，以寒邪为主导兼他邪者，有伤寒兼风、湿、痧、疟、疫等；以他邪为主导兼寒邪，或二邪兼发者，有风温伤寒、风湿伤寒、春温伤寒、湿温伤寒、热病伤寒、暑湿伤寒、伏暑伤寒、秋燥伤寒、冬温伤寒、大头伤寒、黄耳伤寒、赤膈伤寒、发斑伤寒、发狂伤寒、漏底伤寒等。再者，依据"其病内外夹发"的差异，还论述了 16 种伤寒夹证的病因、证候、舌相、脉象和治法方药。最后，分述失治、误治令病情恶化之坏证以及调摄不慎使病情反复之复证。如此一来，不仅使病名统一，分类明晰，纲举目张，切合实用；更重要的是，这实际上已经把属于温病范畴的风温、春温、湿温、暑湿、秋燥、冬温、大头瘟等病证归入了伤寒之中，从而使外感病在命名方式上实现了伤寒与温病的结合，亦使外感病在分类体系上达到了伤寒与温病的统一。俞根初的这一做法，可令医者对名为"伤寒"的外感百病，"其间寒热杂感，湿燥互见，虚实相混，阴阳疑似"的复杂情况，有比较清晰和系统的了解，对这些病证的治疗难易有比较正确的估计。此正如俞根初所言："治伤寒何难？治伤寒兼证稍难，治伤寒夹证较难，治伤寒复证更难，治伤寒坏证最难。"总之，统一外感病命和分类从理论到实践两方面更加直接地体现了寒温融合的特色。

（二）创六经气化辨证体系

俞根初学识渊博，擅于在继承前人成果的基础上，大胆推陈出新。其创立的六经气化辨证体系，就是在张仲景《伤寒论》六经辨证理论的基础上，将后世许多有关六经的新观点，以及温病学派的学术思想，融入其中而形成。

俞根初首先将经络与脏腑、血脉、皮腠、肢体等紧密地结合在一起，视为一个有机的整体，大大拓展了既往对六经的认识；其次，把传统的气化学说与六经辨证、脏腑辨证、三焦辨证、气血辨证有机结合起来，层层递进，细腻入微，辨证结果前后互参，以便总体上把握疾病发展和转归；最后，总结外感疾病的演变规律，以寒热为纲，创造性地提出"三化"学说，从而形成了辨治外感病证的六经气化辨证体系。在该辨证体系里，俞根初提倡寒温统一，熔寒温两大辨证体系于一炉，建立了外感病证的统一辨证模式，对外感病学的发展做出了重要贡献。

1. 丰富六经内涵，创立"六经形层"

张仲景《伤寒论》开创六经辨证体系后，历代医家都对六经的内涵进行过探讨和研究，其间各家认识不尽相同，众说纷纭，可谓"仁者见仁，智者见智"。

关于六经，《素问·热论》所言六经，系指经络之经，对六经证候的阐述也是以经络的循行部位及生理病理特点为主要依据。宋代朱肱以此为据，认为《伤寒论》三阴三阳就是指经络，而以经络论三阴三阳。其《活人书》卷首即谓"治伤寒先须识经络，不识经络，触途冥行，不知邪气之所在，往往病在太阳反攻少阴，证是厥阴仍和少阳，寒邪未除，真气受毙"。明代方有执则反对朱肱之说，认为六经之经与经络之经不同，将六经作六部解。其后，清代伤寒大家柯韵伯在《伤寒来苏集》中说："夫人一身之病俱受六经范围者，犹《周礼》分六官而百职举，司天分六气而万物成耳……仲景之六经，是经界之经，而非经络之经……是分六区地面，所该者广，虽以脉以为经络，而不专在经络上立说。"其创"六经地面"说，提出"腰以上为三阳地面，三阳主外而本乎里""腰以下为三阴地面，三阴主里而不及外"，将六经看作全身的六个分部或者分区。

基于上述诸家对六经的认识，俞根初进一步拓展六经的范围，丰富六经的内涵，并且他认为六经是外感疾病传变的六个层次，故提出"六经形层"说："太阳经主皮毛，阳明经主肌肉，少阳经主腠理，太阴经主肢末，少阴经主血脉，厥阴经主筋膜。"又言："太阳内部主胸中，少阳内部主膈中，阳明内部主脘中，太阴内部主大腹，少阴内部主小腹，厥阴内部主少腹。"这种认识，使六经不仅包含六经之经脉，还包含脏腑及与各脏腑紧密相关联的四肢、血脉、肌肉、皮毛、腠理、筋膜等络属组织，将整个人体内外上下全部包含在六经形层之中，从而加强了经络与脏腑及络属于各脏腑的各组织之间的横向联系，也加强了六经之间的纵向联系，使得经络、脏腑、四肢百骸密切联系在一起，有利于充分阐述外感疾病对人体损害部位的关联规律以及病证的传变规律。由此可以看出，俞根初通过拓展六经的内涵，使六经涵盖了经络、脏腑及脏腑络属部分；提出"六经形层"说，为气化学说与脏腑经络之有机结合提供了理论支撑和基础。可以说，正是由于俞根初扩大了六经之内涵，密切了六经与脏腑及各脏腑络属部分的联系，使六经气化辨治体系能够概括一切外感疾病而无遁形。此正如何秀山按语所说："病变无常，不出六经之外。"而六经形层这一概念，也是六经气化辨证体系的理论基础。

2. 丰富六经气化学说

气化学说，肇始于《黄帝内经》的运气七篇大论。其中，《素问·六微旨大论》云："少阳之上，火气治之，中见厥阴；阳明之上，燥气治之，中见太阴；太阳之上，寒气治之，中见少阴；厥阴之上，风气治之，中见少阳；少阴之上，热气治之，中见太阳；太阴之上，湿气治之，中见阳明，所谓本也。本之下，中之见也，见之下，气之标也。"《素问·至真要大论》又说："少阳太阴从本，少阴太阳从本从标，阳明厥阴不从标本，从乎中也。故从本者化生于本，从标本者有标本之化，从中者以中气为化也。"提出六气化生三阴三阳并为之主，即火化少阳，燥化阳明，寒化太阳，风化厥阴，热化少阴，湿化太阴；亦阐明了六气标本中见的气化组成及其规律和程序，为后世的六经气化学说奠定了理论基础。

时至东汉，张仲景有感于当时伤寒病的肆虐，"乃勤求古训，博采众方，撰用《素问》《九卷》"等，将《内经》的气化理论应用于临床实践。尽管张仲景并没有明确提出六经气化之说，但其运用和发展了《内经》的气化理论。自张仲景《伤寒论》传世以后，便有无数医家对其进行注解、阐释和发挥，其中就有"气化派"，主张以气化理论来解释《伤寒论》六经病证，以清代张志聪、张令韶等为代表，尤以张志聪影响巨大。首先，张志聪吸收了《内经》及前贤有关气化的理论，如：刘完素《素问玄机原病式》谓"六气为本，三阴三阳为标，故病气为本，受病经络脏腑谓之标也"；张景岳绘"标本中气图"——脏腑居里为本，十二经居表为标，表里相络居中者为中气，六经六气各有所从、所主之不同，而人身经络、脏腑与天之六气本、标、中气相应等。其次，张志聪又进一步运用标本中气的气化学说与天人相应等理论，全面注解《伤寒论》，阐述了人体六气的产生和分布、运行的规律。如《侣山堂类辨·卷上》指出，"天有六气，地有五行，人秉天地之气而生，兼有此五行六气"。《伤寒论集注·凡例》云："三阴三阳谓之六气，天有此六气，人亦有此六气"；而人身六气，内生于脏腑，外布于体表，即"君、相二火发原在肾，太阳之气生于膀胱，风气本于肝木，湿气本于脾土，燥气本于肺金"。再次，张志聪提出各循其经，分主所属皮部，即"太阳、阳明、少阳、太阴、少阴、厥阴，乃人身经气而各有分部。太阳分部于背，阳明分部于胸，少阳分部于胁，太阴分部于腹，少阴分部于脐下，厥阴分部于季肋、少腹之间，如七政丽天，各有方位"，并提出了"六经气化为病说"，即所谓"夫百病之生，总不出于六气之化，如感风寒暑湿燥火而为病者，病天之六气也。天之六气，病在吾身，而吾身以又有六气之化……或中于阴，或中于阳，有中于阳而反病寒者，有中于阴而反病热者，是吾身之阴中有阳，阳中有阴，标本阴阳之气化也。"基于上述认识，张志聪从三阴三阳六经气化来认识伤寒，探讨伤寒三阴三阳的病理机制。他始终强调三阴三阳之病是六经气化为病，并非经络本身为病。

　　俞根初吸取各家之要，首先拓展六经的内涵，提出"六经形层"说，视经络、脏腑、气血为一个有机整体，使六经气化有形有质；然后将气化学说与六经辨证、脏腑辨证、气血辨证、三焦辨证紧密结合起来，把六经病证分为标证、本证、中见证及兼证。纵观俞根初所述各经病证的分证解析，其表述的"标证"应是指该经经络受邪而发生病变的表现，亦即所谓的"经证"。如太阳标证，头痛身热、恶寒怕风、项强腰痛、骨节烦痛等，系足太阳膀胱经与足少阴肾经相表里，太阳本寒而标阳，少阴本热而标阴，少阴之热气蒸化太阳之寒水化为卫阳，寒邪侵袭太阳，卫阳奋起相争，而寒性收引，令阳郁不伸，故发热；又由于寒邪束表使阳不外达，肌表失温，故恶寒恶风；寒邪凝滞太阳经脉，经气不舒，故头身疼痛、项背强直。俞根初所言的"本证"当是指该经所属脏腑发生病变的表现，亦即所谓的"腑证"（阳经）或"脏证"（阴经）。如太阳本证，渴欲饮水、水入则吐、小便不利等，系太阳表邪不得外解而循经内传，干犯膀胱，扰乱其生理，州都气化失常，故小便不利；而气不化津，则水津不布，停蓄体内；故虽渴欲饮水，但饮入之水不得输布，反与体内蓄水相搏，因而水入即吐。少阴本证，四肢厥逆，腹痛吐泻，下利清谷等，少阴虽为君火，但以藏为用，其体常虚，邪陷少阴，损伤元阳而出现四肢厥逆；少阴火衰，太阴难暖，故腹痛吐泻、下利清谷。俞根初所论之"中见证"，当是指兼有与该经相表里之经脉及其脏腑发生病变的表现，正如张景岳《类经·二十三卷》所谓"兼见于标本之间者，是阴阳表里之相合而互为中见之气也"，即表里经同病。如太阳中见证，太阳标证而兼有大便不实、小便清白，甚则男子遗精、女子带多、腰脊坠痛、痛如被杖，甚或气促而喘等症，此为寒邪外侵，复因肾气先虚，肾中阳气不足以抵御阴寒，寒邪从太阳中络直入少阴肾经，使肾气化不及，固摄无权，故小便清白，甚则男子遗精、女子带多；肾阳不足，脾土失温，腰府失养，故大便不实、腰脊坠痛、痛如被杖；肾阳亏虚，不能纳气归根，故气促而喘。俞根初所议之"兼证"，则是指与该经经络相通之经所属脏腑，或与该经所属脏腑之功能密切相关的脏腑发生病变的表现，亦即外感夹气滞、湿停、食积等。如太阳兼证，可兼见鼻塞流涕、鼻鸣喷嚏、咳嗽痰白，甚则喘而胸满等肺经证；可兼见肢懈嗜卧、口腻腹泻等脾经证候；还可兼见饱闷恶食、嗳腐吞酸等胃经证候。太阳经为一身之藩篱，主一身之表，而肺外合皮毛，与太阳经共同主表，所谓"太阳者毫毛其应，上与肺经相关，形寒则伤肺"，二者在生理病理上彼此联系、相互影响。俞根初亦认为，"正伤寒（寒重于风）先伤足太阳经，冷伤风（风多于寒）多先伤手太阴肺经也"。风寒外袭，使肺失宣降，故见上述肺系兼证。太阳表邪，失于汗解，或汗出不彻，每易致停湿；若其人素体脾虚，水湿运化乏力，则更易生湿，故有上述脾经湿滞之兼证。俞根初治太阳表证之苏羌达表汤，用茯苓、生姜辛淡发散以防停湿即缘于此。胃为水谷之海，受气取汁以灌注全身，故俞根初认为"邪在太阳，须藉胃汁以汗之"。若外邪内侵，使胃气郁滞，不能取汁作汗以驱邪，反而通降失调，致食停胃脘，故见饱闷恶食、嗳腐吞酸等胃经兼证。由此不难看出，俞根初所谓的六经标、本、中见、兼证，都是以脏腑经络为基础，便于临床将气化功能和脏腑经络定位有机地结合以指导辨证论治。此外，俞根初认为，"胃为十二经之海，邪热传入胃经，外而肌腠，内而肝胆，上则心肺，下则小肠、膀胱，无不受其蒸灼"。故他将气分证归属在阳明证和阳明兼证之中。俞根初还认为，血与厥阴经所属脏腑关系密切。他说："手厥阴为心包，内含胆火，主行血通脉；足厥阴为肝脏，下含肾水，主藏血活络。"故将血分证归属于厥阴证。这样，气血辨证也融入六经气化辨证体系之中，气血亦就成为六经气化辨证体系的基础之一。

综上可见，由于俞根初拓展六经的内涵，对六经病证的机理提出了新的见解，提出"六经形层"学说，使其所论之气化得以建立在脏腑、经络、气血的实质基础之上，六经之标、本、中见、兼证所反映的都是脏腑、经络、气血发生病变的表现，将气分证和血分证分别统属于阳明证与厥阴证；

阐发《灵枢·邪气脏腑病形》"中阳则溜于经，中阴则溜于腑"之精义，而悟出"三阴实而邪不能容，邪正互争，还而归并于胃腑而成下证"的规律；创造性地提出"三阴阳明"之概念，即太阴阳明（其证有二：一为肺胃合病，其人素有痰火，感受外邪转属阳明而成；一为脾胃合病，即既有脾湿又有胃热，湿热合而为病）、少阴阳明（即心火亢盛而兼阳明腑实）、厥阴阳明（为肝气郁结，或肝血不能外达，而兼阳明腑实）。

总之，俞根初匠心独运，用气化学说和脏腑、经络、气血辨证理论，将六经证分为标证、本证、中见证、兼证，在临床实践中既有利于更加准确辨证，又有利于正确判断疾病的发展趋势，以采取相应的正确治疗措施阻断病情进展。可以说，将气化学说与六经辨证、脏腑辨证、三焦辨证及气血辨证进行有机结合，是俞根初六经气化辨证体系的核心内容。

3. 在六经气化理论下，立"三化"学说

俞根初面对四时感证，"其间寒热杂感，湿燥互见，虚实相混，阴阳疑似"的错综复杂情况，通过六经气化理论将其分为标证、本证、中见证和兼证，并用 79 个汤证加以概括。而在数十年的临床实践运用中，俞根初又进一步总结出四时外感病证的演变规律——"三化"学说，"伤寒一证，传变颇多，不越乎火化、水化、水火合化三端。从火化者，多少阳相火证、阳明燥实证、厥阴风热证；从水化者，多阳明水结证、太阴寒湿证、少阴虚寒证；从水火合化者，多太阴湿热证，少阴、厥阴寒热错杂证"，并明确指出"从火化者为热证，从水化者为寒证，从水火合化者为寒热错杂之证"。对火化之热证与水化之寒证的形成，俞根初认为与脏腑经脉的寒热属性有关。如阳明属燥金，以燥气治之，且多血多气，故邪传阳明多为阳明燥实证；少阳以火气治之，且内寓相火，故邪传少阳多为少阳相火证；厥阴属风木，以风气治之，且中藏相火，故邪传厥阴多为厥阴风热证；太阴属湿土，以湿气治之，故邪传太阴，多致水湿停聚，而成太阴湿证；少阴

以热气治之，本热而标阴，且内藏元阳，邪陷少阴易损耗元阳，故常现少阴虚寒证。而对水火合化之寒热错杂证的形成，俞根初认识到与少阴、厥阴所候的脏腑的特性有关，"手少阴心主热气，中含君火"，与水相济则安；"足少阴肾主生阳，中藏寒水"，有火温煦则常。故邪陷手足少阴，扰乱心肾之水火平衡而多成寒热错杂之证；"手厥阴为包络，内含胆火，足厥阴为肝脏，下含肾水"，故邪传手经足厥阴二经，其证亦最多寒热错杂。

同时，俞根初认为，外感病的"三化"转归，尚与患者的体质和感邪之性质息息有关。他说："凡太阳伤寒，其邪有但传少阳阳明而止者，有不传少阳阳明越传三阴者，各随其人之体质阴阳、脏腑寒热。"例如，同为太阳寒邪传里，若"其人脾阳素虚"，则"内陷太阴"，致水湿内生，而形成邪从水化之太阴寒湿证；但若其人素有胃热，阳经表邪，传入太阴，令脾湿与胃热相兼为患，则形成水火合化之太阴湿热证。可见伤寒感证的传变与体质息息相关。而其所谓"风寒风湿治在太阳，风温风火治在少阳，暑热燥火治在阳明，寒湿湿温治在太阴，中寒治在少阴，风热治在厥阴"，虽表面上是讲治疗的切入点，但实际上是道出了因感邪性质的不同，邪气侵犯机体的部位有异，其变化趋势就有差别。

此外，俞根初的"三化"学说还非常强调与足阳明胃的关系，这也是俞根初诊治伤寒独重阳明的理论依据所在。他说："凡伤寒证，恶寒自罢，汗出而热不解，即转属阳明，无论风寒暑湿所感不同，而同归火化。"足阳明胃性本燥，又多血多气，则邪入阳明自然易从火化；但若素体胃气不强，水湿内停，则邪传阳明亦可从水化，形成"太阳表邪虽解而阳明中有水气"之阳明水结证，这是常中之变。他又说："胃为十二经之海，邪热传入胃经，外而肌腠，内而肝胆，上则心肺，下则小肠、膀胱，无不受其蒸灼。"因而"邪传阳明胃腑，其证甚多，以水谷之海，各经皆秉气于胃也，故病有太阳阳明、正阳阳明、少阳阳明、少阴阳明、太阴阳明、厥阴阳明"。综上所述，可以看出，俞根初认为若阳明胃实，则邪传胃经从火化，并且胃经之火还易干于他经而致他经亦从火化；倘若阳明胃虚，则邪气入胃亦从水化，而邪传他经者更因胃气虚羸，失于充养和卫护而易从水化。何秀山对此领悟颇深，如其在"太阴兼证"后按曰："其眼目全在阳明，必以趺阳不负为顺。若胃家实者，既吐泻则湿郁已发而风木自息，若胃家不实而阳虚，则风木必挟寒水以凌脾，吐利不止而厥逆。"说明太阴寒湿证的形成，与胃家不实有关。其在"少阴本证"后按曰："盖少阴虽属君火，以藏为用，其体常虚，惟赖太阳卫之于外而表寒不侵，阳明镇之于中而里寒不起……惟胃阳失守，寒水无制，鼓厥阴之风而厥逆，挟太阴之湿而下利。"说明胃阳失守是导致少阴虚寒证的关键因素。其在"厥阴中见证"后按曰："阳明气实，则肝火自从少阳而散，苟胃阳不支，则木郁乘土，必撤阳明之阖而为太阴之开，以致吐利交作。"说明厥阴证之吐利与胃阳不支有关。可见，胃气的强弱，对外感病之"三化"有着直接的影响。

纵观俞根初的"三化"学说，还反映了其六经气化辨证体系的本质。"气化"一词，本源于运气学，但在数千年前就已被引入中医学范畴。俞根初的"三化"学说中，则寓含了病理角度上的"气化"内涵。其所谓的"火化证"即热证，是脏腑经络功能亢进的结果。此时机体处于阳热偏亢的状态，而气血津液必须在阴阳平衡的状态下才能发挥其正常的温养濡润作用，阳热亢盛，或灼津为痰，或炼血为瘀，从而导致气血津液的运行、气化失常，形成痰浊、瘀血等内生邪气，这些内生邪气反过来又影响脏腑的功能，阻碍气血津液的正常运行和转化，如痰浊使肺的宣肃功能失常、水饮可致膀胱气化不利、瘀血不去则新血不生等。"水化证"即寒证，是脏腑经络功能低下的结果。此时机体处于阴寒偏盛的状态，气血津液同样不能发挥正常的温润濡养作用，其运行、化生也会失常而产生滞气、瘀血、痰浊、水饮等内生邪气，这些内生邪气亦必反过来影响脏腑的功能，阻碍气血津液的正常运行、转化。如湿浊内阻，则影响脾胃的运化功能，水谷精微不仅不能化生气血津液，反成湿浊痰饮等。"水火合化证"即是寒热错杂证，是兼有火化和水化的病证类型，更加复杂多变。可见俞根初的"三化"学说中，"气"，既指物质，即脏腑经络、气血津液、各种内生之邪，又指功能，即脏腑的功能、气血津液的功能、内生之邪的致病作用；"化"，指变化、转化、化生。"气化"就是指机体在致病因子的作用下产生的，受病邪性质、机体体质、受病脏腑经络的阴阳属性以及足阳明胃的功能状态等因素影响的上述各种物质和功能的变化、转化和化生。

总之，俞根初从错综复杂的疾病演变过程中提炼出提纲挈领的"三化"论，才使临证者能执简驭繁，有效地防治疾病。可以说，"三化"学说是俞根初六经气化辨证体系之精髓。

（三）完善伤寒时病诊法

《素问·阴阳应象大论》云："以治则无过，以诊则不失矣。"说明正确的诊断是有效治疗的前提条件。俞根初深得经旨，非常重视疾病的诊断方法。因此，他在继承前人经验的基础上，通过数十载临床实践的不断摸索，总结出了诊察伤寒时病复杂病变的一套有效方法。他说："凡诊伤寒时病，须先观病人两目，次看口舌，以后用两手按其胸脘至小腹有无痛处，再问其口渴与不渴、大小便通与不通、服过何药、或久或新，察其病之端的；然后切脉辨证，以症证脉，必要问得其由，切得其象，以问证切，以切证问，查明其病源，审定其现象，预料其变证，心中了了，毫无疑似，始可断其吉凶生死，庶得用药无差，问心无愧。毋相对斯须便处方药，此种诊法最关紧要，此余数十年临症之心法也。"由此可见，俞根初诊察伤寒感证有其独特的方法，先后有序，环环相扣，条理清晰，形成了一个系统、完整的诊断程式。其舌脉诊、观目法及按胸腹法不仅集前贤之大成，更有新的创见，颇具特色。

1. 观目法

《灵枢·大惑论》曰:"五脏六腑之精气,皆上注于目而为之精,精之窠为眼,骨之精为瞳子,筋之精为黑眼,血之精为络,其窠气之精为白眼,肌肉之精为约束,裹撷筋骨血气之精而与脉并为系,上属于脑,后出于项中……目者,五脏六腑之精也,营卫魂魄之所常营也,神气之所生也。"俞根初对此简言概括为"五脏六腑之精,皆上注于目,目系上入脑,脑为髓海,髓之精为瞳子"。并据此认为"凡病至危,必察两目,视其目色,以知病之存亡也,故观目为诊法之首要"。

对于目诊,俞根初的经验是:观目察色,首以目之开闭别阴阳,即"凡开目欲见人者,阳证;闭目不欲见人者,阴证"。次察目色、目珠、眼胞和目中所见等,以辨病变脏腑、感邪性质、病性寒热等,如"目瞑者鼻将衄,目暗者肾将枯;目白发赤者血热,目白发黄者湿热;目多昏蒙者湿病,湿甚则目珠黄而眦烂;眼胞肿如卧蚕者水气,眼胞上下黑色者痰气;怒目而视者肝气盛,横目斜视肝风动";"热结胃腑,目中妄有所见;热入血室,至夜目中如见鬼状";"目现赤缕,面红娇艳者,阴虚火旺"。再观目态变化与神气有无,以测疾病轻重吉凶,如"目清能识人者,轻;目昏不识人者,重。阳明实证,可治;少阴虚证,难治"。又如,"目不了了,尚为可治之候;两目直视,则为不治之疾";"瞳神散大者,元神虚散;瞳神缩小,脑系枯结";"目睛不轮,舌强不语者,元神将脱";"凡目有眵有泪,精采内含者,为有神气,凡病多吉;无眵无泪,白珠色兰,乌珠色滞,精采内夺,及浮光外露者,皆为无神气,凡病多凶。凡目睛正圆,及目斜视上视,目睑内陷,皆为神气已去,病必不治;惟目睛微定,暂时即转动者,痰,即目直视斜视上视,移时即如常者,亦多因痰闭使然,又不可竟作不治论。"

由此可见,俞根初的目诊,首辨阴阳,次诊病况,三断预后。在瞬息万变的时病感证中，可令医者不过受纷繁复杂的证候之困，而通过观察患者之目，迅速测定精气存亡，辨别寒热虚实，抓住主要矛盾，及时治疗，以挽救患者于毫末。俞根初的目诊法，确得望目之真谛，可师可法，诚如何廉臣所说："俞氏以观目为诊法之首要，洵得诊断学的主脑。"

2. 验口齿法

脾开窍于口，正如《灵枢·脉度》所云："脾气通于口，脾和则口能知五谷矣。"其华在唇，与胃同居中土，主运化水谷，化生气血以溉四旁脏腑，故验口观唇主要可以诊察脾、胃的病变，也能间接了解其他脏腑的状态。齿为骨之余，骨由肾所主，龈护于齿，为手足阳明经分布之处，故望牙齿与牙龈主要可以诊察肾、胃的病变。此外，在温病阳明热盛和热伤肾阴的情况下，观察牙齿、牙龈的润燥，可以了解胃津、肾液的存亡，因而在温病的诊察中具有重要地位。正如叶天士《温热论》所说："再温热之病，看舌之后，亦须验齿。齿为肾之余，龈为胃之络，热邪不燥胃津，必耗肾液。且二经之血皆走其地，病深动血，结瓣于上。"

有鉴于上述认识，俞根初在诊病时亦十分注重验口齿，但他在实际诊病时，不止于简单地看口齿，还注意了气息、声息与口气、口味等情况。俞根初验口的主要经验有：以气息粗微疾徐断外感、内伤，别证候虚实。他认为口鼻之气粗，疾出疾入者，多为外感邪气有余；口鼻之气微，徐出徐入者，多为内伤正气不足。以口气、口味、吐唾物及润燥情况诊病变脏腑和病性，指出胃热偏盛，则口臭口燥；若胃热动血，则口有血腥味；胃津损耗，多表现为口淡乏味；而湿浊阻滞中焦，则口腻无味；脾湿内盛，壅塞气机，则口干不喜饮；肾水上泛，常口咸吐白沫；脾虚湿困发为脾瘅，常感口甜；胆热之人，多见口苦；若肺热入胃，口辛之感或见；肝热犯胃，常见口酸；心热之人，口干舌燥；少阴肾经上络咽喉，若肾热上泛，口燥咽痛多现；脾冷之人，口角常流稀涎；脾热者，常口中吐黏涎；胃络受损，可见口吐紫血；脾不摄血，则可咯唾淡血。其以口态、发音、气息等判病因与病情吉凶，所指出的几种危急重证的判断，至今都有较好的临床价值。如："口燥咬牙者，风痉；口噤难言者，风痰。""口张大开者，脾绝；口出鸦声者，肺绝；环口黧黑者，死；口燥齿枯者，死；口如鱼嘴尖起者，死；口中气出不返者，死。"又复察唇色、形、态等辨病位所在、病性所属、病情吉凶，"凡唇焦赤者，脾热；唇燥裂者，亦脾热。唇焦而红者，吉；唇焦而黑者，凶。唇干而焦者，脾受燥热；唇淡而黄者，脾积湿热。唇淡白者，血虚，又主吐涎失血；唇红紫者，血瘀，又主虫啮积痛。唇红而吐血者，胃热；唇白而吐涎者，胃虚。唇红如朱者，血热而心火旺极；唇白如雪者，血脱而脾阳将绝。唇紫声哑者，虫积；唇茧舌裂者，毒积。上唇有疮，虫食其脏者，为狐；下唇有疮，虫食其肛者，为蚀。唇燥舌干者，心脾热极；唇肿齿焦者，脾肾热极。唇謇而缩，不能盖齿者，脾绝；唇卷而反，兼连舌短者，亦脾绝。唇口颤摇不止者，死。唇吻反青气冷者，死。"

对于验齿与龈，俞根初通过验齿龈之润燥以了解津液盈亏，如"凡病齿燥无津者，胃热；齿焦而枯者，液涸"。详审齿燥部位以知其所病，明其邪热盘踞之处及症状表现，如"前板齿燥，脉虚者中暑；下截齿燥，脉芤者便血。上齿龈燥者，胃络热极，多吐血；下齿龈燥者，肠络热极，多便血"。察齿之动态以辨病因，如"咬牙龇齿者，风动而口筋牵引；但咬不不龇者，热甚而牙关紧急"。问病史结合齿动情况以判病之安危，如"经行多而齿忽啮人者，冲任涸竭，病必危。虚损久而齿忽啮人者，心肾气绝，病不治"。

3. 舌脉诊法

察舌按脉是中医诊断疾病不可缺少的方法，也是医者所必须掌握的临床技能，故历代医家都对舌诊、脉诊高度重视，俞根初亦不例外，非常注重对伤寒时症舌相、脉象的观察。其书中不仅单列章节阐述舌、脉，而且不厌其烦地进行讨论，足资证明。

首先，俞根初在继承前贤、集众精华的基础上，开创六经之下，辨各经主脉、主舌（苔）为纲，再细分相兼脉、夹杂苔（舌）为其目，以纲统目，纲举目张，便于辨证识证，对临床诊断疾病有很高的实用价值。如认为太阳病之舌苔以白苔为主，为纲；但随患者体质、病理变化层次的不同，其舌质颜色和舌苔的厚薄润燥等又有相应变化，为目。对于脉象，俞根初说："太阳脉浮，浮为在表。浮紧浮迟，皆主表寒；浮数浮洪，皆主表热；浮而细涩、浮而软散，凡证皆虚；浮而紧数、浮而洪滑，凡病皆实。"说明浮脉为太阳病主脉，为纲，而可兼见之迟、紧、洪、数、细、涩、散、软脉等，是病性寒热、虚实的反映，亦是辨别之依据，是为目。俞根初这种辨舌诊脉的方法，纲目互参，以脉证舌、以舌证脉，相互印证，能更加准确地辨病识证，同时有助于在细微之处诊察到疾病复杂的兼夹情况及病理变化的差别，以便采取有效的针对性治疗措施，对提高临床疗效裨益良多。

其次，由于"临证切脉辨舌，全凭活法推求，可意会不可言传，经验多，心思细，自能得诊中三昧"，俞根初为了引起医者的重视，在详论六经舌脉之外，又在"伤寒诊法"中细辨舌苔，其后再独立"伤寒脉舌"一篇，对脉诊、舌诊进行"一一申论"。即所谓"一再叮咛、重语以申明之者，诚以切脉辨舌为临证断病、医生行道之必要"，并提出"证有疑似凭诸脉，脉有疑似凭诸舌"这一诊病要诀。为此，俞根初"特分切脉举要、辨舌举要两道，以作临病之指南针"。

（1）六经舌苔特点

太阳表证初起，舌多无苔而润。即有，亦微白而薄，甚或苔色淡白。唯素多痰湿者，苔多白滑，舌色淡红；素禀血热者，苔虽微白，舌反红；若传入本腑，膀胱蓄溺，苔多纯白而厚，却不干糙；膀胱蓄热，苔多白兼微黄，薄而润滑。

少阳主半表半里。偏于半表者，舌多苔色白滑，或舌尖苔白，或单边白，或两边白；偏于半里者，舌多红而苔白，间现杂色，或尖白中红，或边白中红，或尖红中白，或尖白根黑，或尖白根灰；若白苔多而滑，黄灰苔少者，半表证多；红舌而白苔少，或杂黄色灰色者，半里证多；如边白滑润，虽中心黄黑，仍属半表半里；唯白苔粗如积粉，两边色红或紫者，瘟疫伏于膜原也；苔如碱者，膜原伏有浊秽也。

阳明居里，舌苔正黄，多主里实；黄白相兼，邪犹在经；微黄而薄，邪浅中虚；黄而糙涩，邪已入腑；浅黄薄腻，胃热尚微；深黄厚腻，胃热大盛；老黄焦黄，或夹灰黑，或起芒刺，胃热已极；黄滑痰火，黄腻湿热；黄而垢腻，湿热食滞；黄起黑点，温毒夹秽；黄厚不燥，舌色青紫，多夹冷酒，或夹冷食；黄而晦暗，多夹痰饮，或夹寒瘀。

太阴主湿，舌多灰苔，甚则灰黑。灰而滑腻，湿重兼寒；灰而淡白，脾阳大虚；灰而糙腻，湿滞热结；灰而干燥，脾阴将涸；灰生腻苔而舌质粗涩干焦，刮之不能净者，湿竭化燥之热证也；灰黑腻苔而舌质嫩滑湿润，洗之不改色者，湿重夹阴之寒证也。凡舌苔或灰或黑，或灰黑相兼，病多危笃，切勿藐视。

少阴主热，中藏君火，多属血虚，舌色多红。淡红浅红，血亏本色；深红紫红，血热已极；鲜红灼红，阴虚火剧；嫩红干红，阴虚水涸；舌红转绛，血液虚极；绛润虚热；绛干燥热；绛而起刺，血热火烈；绛而燥裂，阴伤液竭。

厥阴气化主风。风从火化，舌多焦紫；亦有寒化，舌多青滑；舌见青紫，其病必凶；深紫而赤，肝热络瘀，或阳热酒毒；淡紫带青，寒中肝肾，或酒后伤冷。

（2）六经脉象特点

太阳脉浮，浮为在表。浮紧浮迟，皆主表寒；浮数浮洪，皆主表热；

浮而细涩、浮而软散，凡证皆虚；浮而紧数、浮而洪滑，凡证皆实。浮紧风寒，浮数风热，浮濡风湿，浮涩风燥，浮虚伤暑，浮洪火盛。

少阳脉弦，弦主半表半里。弦而浮大，偏于半表；弦而紧小，偏于半里；弦迟风寒，弦数风热，弦滑夹痰，弦急多痛，浮弦寒饮，沉弦热饮；浮弦而长，腠理邪郁；浮弦而数，相火已盛；弦少而实，邪实胃强；弦多而虚，正虚胃弱；右弦勒指，土败木贼；左弦细搏，水亏木旺。

阳明脉大，大主诸实，亦主病进，统主阳盛。大偏于左，邪盛于经；大偏于右，热盛于腑；大坚而长，胃多实热；大坚而涩，胃必胀满；浮取小涩，重按实大，肠中燥结；浮取盛大，重按则空，阴竭阳越；诸脉皆大，一部独小，实中夹虚；诸脉皆小，一部独大，虚中夹实；前大后小，阳邪内陷，其证多变；乍大乍小，元神无主，其病必凶。

太阴脉濡，濡主湿滞、气虚。浮濡风湿，沉濡寒湿。濡而兼数，湿郁化热；濡而兼涩，湿竭化燥；濡而兼微，脾阳垂绝；濡而兼细，脾阴将涸。

少阴脉细，甚则兼微，细主阴虚，微主阳虚。寸细而浮，心阴虚竭；尺细而沉，肾阴涸极；细而兼数，阴虚火亢；细而兼弦，水亏木旺；细而兼涩，阴枯阳结；细而兼微，阴竭阳脱；沉细欲绝，亡阴在即；沉微欲绝，亡阳顷刻。

厥阴脉涩，涩主阴虚化燥。初病右涩，湿滞血结；久病左涩，血虚精极；右寸浮涩，上燥主气；左关尺涩，下燥主血；两寸弦涩，心痛亡血；两关弦涩，络中瘀结；两尺涩弱，阴阳并竭；举之浮涩，按之数盛，阴虚伏热；举之浮大，按之反涩，阳盛夹积。

4. 按胸腹法

中医学的按诊，早在《内经》中就多有论述。《素问·调经论》曰："实者外坚充满，不可按之，按之则痛……虚者聂辟，气不足，按之则气足以温之，故快然而不痛。"张仲景在《伤寒杂病论》中则记载了更为丰富的胸腹按诊内容，虽无腹诊之名，但实际上已开启了腹诊应用的先河。之后历代医家对于腹诊都各有一定阐发，但在俞根初之前，有关腹诊的论述呈散在零星的状态，未成体系，不尽完善。时至俞根初始集散金碎玉，汲取先贤精华，融入个人心得而汇为专论，使之系统化，自此"于望闻问切四诊之外，更增一法"，并首名"腹诊"，被俞根初推为"诊法之第四要诀"。

《灵枢·胀论》曰："夫胸腹，脏腑之郭也。"俞根初也认为："胸腹为五脏六腑之宫城，阴阳气血之发源，若欲知脏腑何如，则莫如按胸腹，名曰腹诊。"而"欲知脏腑何如"，需先知脏腑何在，故俞根初"考其部位层次，胸上属肺，胸膺之间属心，其下有一横膈，绕肋骨一周。膈下属胃，大腹与脐属脾，脐四围又属小肠。脐下两腰属肾，两肾之旁及脐下又属大肠，膀胱亦当脐下，故脐下又属膀胱。血室乃肝所司。血室大于膀胱，故小腹两旁谓之少腹，乃血室之边际，属肝。少腹上连季肋，亦属肝。季肋上连肋骨，属胆。"其将胸腹按部分为三停，分候五脏六腑，即"上停名胸，在膈上，心肺包络居之，即上焦也。膈下为胃，横曲如袋，胃下为小肠，为大肠，两旁一为肝胆，一为脾，是为中停，即中焦也。脐以下为下停，有膀胱，有冲、任，有直肠，男有外肾，女有子宫，即下焦也"。可见，俞根初的按胸腹法可验可法、可师可传。

关于胸腹部切诊方法，俞根初谓："宜按摩数次，或轻或重，或击或抑，以察胸腹之坚软、拒按与否，并察胸腹之冷热、灼手与否，以定其病之寒热虚实。"其手法分为轻、中、重按法，即如"诊脉中浮沉之法也"。具体而言就是："轻手循抚，自胸上而脐下，知皮肤之润燥，可以辨寒热。中手寻扪，问其痛不痛，以察邪气之有无。重手推按，察其硬否。更问其痛苦，以辨脏腑之虚实，沉积之何如。"此为按诊胸腹的基本方法与诊察意义。其按胸腹法的主要内容是：

（1）按胸

《素问·平人气象论》曰："虚里，贯鬲络肺，出于左乳下，其动应衣，脉宗气也。盛喘数绝者，则病在中；结而横，有积矣；绝不至曰死。乳之下其动应衣，宗气泄也。"虚里为脉之宗气所聚处，按之可候宗气盛衰，测病吉凶。俞根初充分继承了《素问》有关虚里脉的理论精神，认为"惟左乳下虚里脉、脐间冲任脉，其中虚实，最为生死攸关"，故提出："按胸必先按虚里。"其按诊虚里脉的经验是：正常情况下，"按之应手，动而不紧、缓而不急者，宗气积于膻中也，是为常"。而发生病变时，如"按之微动而不应者，宗气内虚；按之跃动而应衣者，宗气外泄"；"按之弹手，洪大而搏，或绝而不应者，皆心胃气绝也，病不治；虚里无动脉者必死；即虚里搏动而高者，亦为恶候，孕妇胎前症最忌，产后三冲症尤忌，虚损痨瘵症、逐日动高者切忌；惟猝惊疾走怒后，或强力而动肢体者，虚里脉动虽高，移时即如平人者，不忌"。此外，俞根初还认为，"虚里为脉之宗气所聚，与寸口六部相应"，故"虚里脉高者，寸口脉亦多高；寸口脉结者，虚里脉亦必结"，但由于脉之宗气聚于虚里，所以"往往脉候难凭时，按虚里则确有可据"。对一些急危重证，诊察虚里有其优势之处。例如，"阴竭阳厥之际"，寸口脉多伏而不现，或散乱难循，但诊虚里"按之却有三候"，可明辨气血之盛衰及有形之积聚，如"浅按便得，深按不得者，气虚之候；轻按洪大，重按虚细者，血虚之候；按之有形，或三四至一止，或五六至一止，积聚之候"。

按胸除诊虚里脉候宗气盛衰之外，通过按胸膈，还能诊候病之所起、病变脏腑与病之所苦。如"胸前高起，按之气喘者，则为肺胀"；"膈间突起，按之实硬者，即是龟胸"；"按之胸痞者，湿阻气机或肝气上逆"；"按之胸痛者，水结气分或肺气上壅"；"按其膈中气塞者，非胆火横窜包络，即伏邪盘踞膜原"。另外，胁部为肝脏居所，胆腑依附其中，且肝经布胁肋，胆经循胁里，故两胁候肝胆，通过按诊两胁可以了解肝胆的生理状况、察知肝胆有关疾患。如"若肝病须按两胁，两胁满实而有力者肝平"；"两胁下痛引小腹者肝郁"；"男子积在左胁下者属疝气"；"女子块在右胁下者，属瘀血"；"两胁空虚，按之无为者为肝虚"；"两胁胀痛，手不可按者，为肝痈"。由于肝胆居两胁，肝胆主疏泄气机，两胁即是气血升降之地，常常也是正邪交错之处，所以经按诊两胁亦可辨别邪之所属、病之所因，如"按其胁肋胀痛者，非痰热与气互结，即蓄饮与气相搏"。

（2）按腹

俞根初认为，"按腹之要，以脐为先"，因为"脐间动气，即是冲、任"。冲、任两脉起源于胞中，而根植于肝肾；冲脉为"血海""十二经脉之海""五脏六腑之海"，人身气血均渗注于冲脉，十二经脉、五脏六腑之气血灌注复受其调节；任脉为"阴脉之海"，主司调节五脏阴血之职，"此是人之生养之本"；而冲、任二脉又共同布行于脐之上下左右。故俞根初认为，冲、任为脐间动气之源，脐动乃是冲、任之脉动，诊脐动即是诊冲、任，而且与诊虚里一样，也可以了解机体正气盈亏，判断疾病预后吉凶。其具体操作方法是："密排右三指或左三指，以按脐之上下左右。"对于按脐动诊冲、任的临床意义，俞根初首先继承了王叔和《脉经》以动气所在部位制定的治疗禁忌，即"经云：动气在右，不可发汗，汗则衄而渴、心烦、饮水即吐；动气在左，不可发汗，汗则头眩、汗不止、筋惕肉瞤；动气在上，不可发汗，汗则气上冲，正在心中；动气在下，不可发汗，汗则无汗、心大烦、骨节痛、目眩、食入则吐、舌不得前。又云：动气在右，不可下，下之则津液内竭、咽燥鼻干、头眩心悸；动气在左，不可下，下之则腹内拘急，食不下，动气更剧，虽有身热，卧则欲倦；动气在上，不可下，下之则掌握烦热、身浮汗泄、欲得水自灌；动气在下，下之则腹满头眩、食则圊谷、心下痞，且不可涌吐，涌吐则气上逆而晕厥，亦不可提补，提补则气上冲而眩痉。"其次，以脐动至数、力度、态势判断正气盛衰，"动而和缓有力，一息三至，绕脐充实者，肾气充也；一息五六至，冲、任伏热也；按之虚冷，其动沉微者，命门不足也；按之热燥，其动细数，上支中脘者，阴虚气冲也；按之分散，一息一至者，为元气虚败；按之不动，而指如入灰中者，为冲、任空竭之候。"此外，通过诊脐动（即冲、任脉动），也可辨病性之寒热真假。俞根初的经验是："按冲、任脉动而热，热能灼手者，症虽寒战咬牙，肢厥不利，是为真热而假寒；若按腹而旁虽热，于冲、任脉久按之，无热而冷，症虽面红口渴，脉数舌赤，是为真寒而假热。总之，冲、任脉动，皆伏热伤阴，阴虚火动之证，平人则发病，病人则难治，惟素有肝热者亦常有之，尚无大害。"另外，根据患者所犯之病，诊脐动之高低，并结合体质禀赋及虚里脉动情况等，还可判断热势轻重、视死别生。"若素禀母体气郁，一病温热夹食，肠中必有积热，热盛则冲、任脉动，动而低者热尚轻，动而高者热甚重。兼虚里脉亦动跃者必死。如能积热渐下，冲、任脉动渐微，及下净而冲、任脉不动者多生。若冲、任脉跃震手，见于久泻久痢者，乃下多亡阴之候，病终不治。"

　　按腹除按脐动诊冲任外，还当按全腹以辨别病性虚实寒热，如"以手按之痞硬者，为胃家实"，"凡满腹痛，喜按者，属虚；拒按者，属实。喜暖手按抚者，属寒；喜冷物按放者，属热。按腹而其热灼手，愈按愈甚者，伏热"。此外，按腹还可察有形实积。张仲景《金匮要略·脏腑经络先后病脉证》云："夫诸病在脏欲攻之，当随其所得而攻之。"此处"所得"者，即病邪之所合、所依附也。在外感病证中，外邪入里最多依附于有形实积，诸如宿食、燥屎、瘀血、痰饮等。故诊察有形实积，在外感病的辨证治疗中具有重要的临床意义。其诊法，可从问诊中得到一些线索，但最确切的方法则是直接的触按探查。俞根初在按胸腹中对察有形积滞积累了以下经验："水结胸者，按之疼痛，推之漉漉；食结胸者，按之满痛，摩之嗳腐；

血结胸者，痛不可按，时或昏厥，因虽不同，而其结痛拒按则同”；“按腹而其热烙手，痛不可忍者内痛；痛在心下脐上，硬痛拒按，按之则痛益甚者，食积；痛在脐旁小腹，按之则有块应手者血瘀；腹痛牵引两胁，按之则软，吐水则痛减者，水气”。另外，俞根初在临床中发现虫病按腹有三个特点，他归纳为“三候”，即“腹有凝结如筋而硬者，以指久按，其硬移他处，又就所移者按之，其硬又移他处，或大腹或脐旁或小腹，无定处，是一候也；右手轻轻按腹，为时稍久，潜心候之，有物如蚯蚓蠢动，隐然应手，是二候也；高低凹凸，如畎亩状，熟按之，起伏聚散，上下往来，浮沉出没，是三候也”，但“若绕脐痛，按之磊磊者，乃燥屎结于肠中，欲出不出之状”，当注意与虫积病进行鉴别。

由此可见，俞根初之按胸腹法可以诊察到脏腑之虚实、病之所苦、预后吉凶，为治疗提供最为直接的证据。而中医腹诊能如俞根初这般系统者，确实前无古人。可以说，俞根初是中医腹诊之集大成而又有所创建者。因而，徐荣斋先生称：“俞氏腹诊法，能补中医诊断法之不逮，可法可传。”

5. 问渴否

俞根初认为，问诊对辨治疾病很重要，而对于伤寒时病的辨治，问口渴与否尤其重要，为“勘伤寒之精要也，于诊法上为第五要诀”，因为“胃为十二经之海线，凡伤寒传变，必归阳明；伤寒证治，全藉阳明；欲知里症之寒热，全在渴不渴辨之”，故他认为医者求病源、断疾病、察病所、明病情、度病势、审传变均可通过问其渴否得到依据。

《景岳全书·传忠录》说：“问渴与不渴，可以察里证之寒热，而虚实之辨，亦从以见。”俞根初在临床实践中也总结出“凡症属虚寒者，口多不渴；症属实热者，口多燥渴”与“口中干而消渴者，总属肝胃热病；口中和而不渴者，多属脾肾寒症”的一般规律。对于殊异者，俞根初根据患者口渴饮水之冷热偏好、饮水多少及口渴与呕吐出现的先后不同来辨识病机，如"凡渴喜热饮者，皆属痰饮阻中，否则气不化津；渴喜冷饮者，饮多者火就燥，饮少者湿化火"，又如"胃中液干而欲饮，饮必喜冷而能多；膀胱蓄水而欲饮，饮必吐水而不多；先渴后呕者，水停心下；先呕后渴者，火烁胃液"，都是俞根初勤于临床、精于辨证之经验所谈。另外，俞根初博古验今，归纳了阳明与三阴病之口渴特点："阳明实热之渴，大渴引饮；太阴湿热之渴，渴不引饮；少阴虚热之渴，口燥而渴不消水；厥阴风火之渴，口苦而渴则消水；自利而渴者，阳明热泻；自利不渴者，太阴寒泻。"为临床开辟辨识伤寒时病的捷径坦途，可参可法。

6. 询二便

脏腑代谢产物经前后二阴排泄而为大、小二便，故大、小便的情况可以反映机体的脏腑功能状态，通过询察二便能获得客观的疾病辨证资料。这在张仲景《伤寒论》中就有充分体现。明代中医大家、"绍派伤寒"的开山祖张景岳，在《景岳全书·传忠录》也明确提出："二便为一身之门户，无论内伤外感，皆当察此，以辨其寒热虚实。"并对问二便辨病识证做了翔实的论述。

俞根初在继承前人的认识之外，据《灵枢·口问》"中气不足，溲便为之变"之论，通过长期临床观察总结，认为："如中气不足以御寒，溲则澄澈清冷，甚则膀胱不约而遗尿，便则溏泻飧泄，甚则大小肠直倾而洞泄；中气不足以制热，溲则水液浑浊，甚则膀胱不利为癃，便则胶闭燥结，甚则大小肠胶结为痢。"此属俞根初临床实践经验之概括，可师可传。

7. 查旧方

查旧方，在临床辨治疾病中具有重要意义。通过对前医治疗的客观分析，有助于更好地判断病情，诊疗疾病。故俞根初指出："问其所服何药、某药稍效、某药不效者，明其有否药误，以便核前之因，酌己之见，默为挽救"，即以"前车之鉴"来利"后来之驱"。另外，对于查旧方的态度，俞根初痛斥绍地所惯习的"病已垂危，无可挽救，慎勿贪功奏技而违众处方，以招铄金之谤"而"不究其病之寒热虚实、标本阴阳"，以及"病家专好议药以责问医者，医家专好议方以伤残同道，酿成一议药不议病之恶俗"，主张"不必吹毛求疵，信口雌黄，有伤雅道"，精究阴阳标本，详辨寒热虚实以图愈病救人。

8. 察新久

关于病有新久缓急、治有先后标本，张仲景《金匮要略·脏腑经络先后病脉证》中就已有明训："夫病痼疾，加以卒病，当先治其卒病，后乃治其痼疾也。"俞根初深谙仲景义旨，十分注重审病新久以利于准确辨证施治。他说："问其病之新久者，欲察其为外感、为内伤、为外感夹内伤、为内伤夹外感，为实、为虚、为实中夹虚、为虚中夹实，以定病之准的而已。"

此外，俞根初指出"新病易治，久病难已；暴病无虚，久病无实"，是人皆知之的常理，但"新病猝中，如中风、中寒、中暑、中湿、中恶、中毒及痰中、虚中、食厥、色厥之类"，均起病骤急，势如溃堤，实属难治，且"亦未尝无虚症"，当须详审"至虚有盛候"；而"久病，如顽痰、蓄饮、气滞、血瘀及三痼、六郁之类"，临床上实际"尽多实症似虚"，即多是真实假虚证，正所谓"大实有赢状"，但若医者"果能审症详明，投剂果决，自然病势渐减，逐日建功，亦未必难已"。这是示人临床工作中当从实际出发，不要拘泥成论常理，灵活地诊治疾病。

总而言之，俞根初诊断伤寒时病的方法系统而完备，可谓得中医诊法之要，对中医诊断方法的完善，乃至中医诊断学的发展都产生了重要影响，后世何秀山曾说："足为后学典型。"

（四）确立伤寒时病治法

在伤寒时病的治法方面，俞根初首先效法张仲景立汗、和、下、清、温、补六法以应六经证治，即所谓"太阳宜汗，少阳宜和，阳明宜下，太阴宜温，少阴宜补，厥阴宜清。"在此基础上，进一步于六法之下针对各自的具体病情确立若干细法，如汗法中有辛温发汗法、辛凉发汗法、养血发汗法、益气发汗法、和中发汗法、滋阴发汗法等；下法中有峻下结热法、缓下结热法、急下停饮法、攻补兼施法等；补法中有滋阴润燥法、滋益气法、滋阴濡络法、补阳镇冲法、回阳兼补气血法等。其次，俞根初大胆拓宽治法范畴。他说："发表不但一汗法，凡发疹、发斑、发痘，使邪从表而出者，皆谓之发表；攻里亦不仅一下法，凡导痰、蠲饮、消食、去积、通瘀、杀虫、利小便、逐败精，使邪从里而出者，皆谓之攻里。"这般慧眼之见大大扩展了发表、攻里的内涵，为更多的祛邪法提供了理论基础。除此以外，俞根初还提出"按经审证，对证立方，六法（即六经正治法：汗、和、下、清、温、补）为君，十法为佑，治伤寒已无余蕴"。总览俞根初之书，其"十法"虽并无实指，但是提示了医者应既能守常，又能通变，不可拘泥一法一方，而当广纳诸家治法，博采众贤良方。

1. 汗法

太阳宜汗。《素问·阴阳应象大论》曰："其有邪者，渍形以为汗，其在皮者，汗而发之。"汗法是针对太阳表证而设，但并不意味着一律予以麻黄、桂枝辛温发汗。因为感邪性质轻重有差异，地域居处有不同，时令气候有区别，患者禀赋体质各有强弱，兼夹证也不尽相同，故虽总曰汗法，但具体法度则须依据上述各种因素来厘定，方能汗之得当，效如桴鼓，否则方药虽行，却一效难求，甚或反增变证、坏证等。不独汗法如是，其余治法皆与此类似。

因此，俞根初立足临床，博采众长，并结合个人经验，三因制宜，分列辛温发汗、辛凉发汗、益气发汗、养血发汗、滋阴发汗、助阳发汗、理气发汗、和中发汗、宣上发汗、温下发汗、化饮发汗、蠲痰发汗之12汗法，并立发汗方剂 12 首，一方应一法，法法通灵，方方切用。俞根初其余治法亦皆仿此，条列治法与方剂使人一目了然，便于临床应用。

2. 和法

少阳宜和。少阳胆系清净之腑，无出入之路，邪传少阳，即困于半表半里，外不得疏，内不得泄，故只有和解一法，和正气以解邪气。此《素问·至真要大论》所谓"疏其血气，令其调达，而致和平"之意也。金·成无己《伤寒明理论·卷四》亦说："邪在表者，必渍形以为汗；邪气在里者，必荡涤以为利；其于不外不内，半表半里，既非发汗之所宜，又非吐下之所对，是当和解则矣！"

少阳属半表半里，俞根初"六经形层"说认为少阳在表则属腠理，在里则属膈中，实际上是指出病在少阳仍有表里浅深之分，故治疗也有和解轻剂与重剂的不同。而和解祖剂当推《伤寒论》小柴胡汤，但俞根初并不以之为主方，而是针对少阳证的轻重及兼夹证的不同而变化出多种和解法，更加切合病证之需，包括和解表里法（分轻剂与重剂）、和解三焦法、和解胆经法、和解偏重通温法、和解偏重温燥法、和解偏重清泻法、和解偏重清降法、和解兼开降法、和解兼清下法、和解兼益气法、和解兼补血法、和解兼通瘀法、和解偏重破结法 14 种和法，与诸法相应，有常用的经验方共 14 首，拓展了《伤寒论》少阳病证的范围和治法。

3. 下法

阳明宜下。下者，攻下其邪也。《伤寒论·辨阳明病脉证并治》篇中提出"阳明之为病，胃家实是也"，仲景于阳明病多从"实"论治，祛邪为要，主以下法和清法两种，其中犹以下法为重点。正如尤怡《伤寒贯珠集·卷三》所云"盖阳明以胃实为病之正，以攻下为法之的"，主用承气类方剂。

俞根初深得张仲景要旨，其谓"伤寒证治，全藉阳明……邪结阳明，须藉胃汁以下之"，并根据里实燥结的部位、程度及兼夹证等的不同，立攻下 20 法，分别是缓下胃府结热、直下小肠结热、峻下大肠结热、缓下脾脏结热、清下胃府结热、急下肠中瘀热、峻下三焦毒火、肺与大肠并治、心与小肠并治、肝与小肠并治、润燥兼下结热、攻里兼解表、攻里兼和解、下气通便、下滞通便、下痰通便、攻补兼施、滑肠通便、急下停饮、增液润肠兼调气等。而方随法出，俞根初创攻下经验方剂亦有 20 首，且秉承张仲景之学，直接以承气命名者 10 首，化用承气而另设方名者 6 首，可谓活用承气汤之典范。

4. 温法

太阴宜温。程钟龄《医学心悟·首卷》说："温者，温其中也。"脾胃位居中央，脾主运化，而升清阳，喜燥恶湿，胃主受盛，而降浊阴，喜润恶燥，邪入太阴，往往影响脾胃的生理功能，导致清阳不升，浊阴不降，水湿内生，而成太阴湿证。又浙绍卑湿，地多秽浊，人复恣食生冷油腻，邪传太阴，鲜有不病湿者。

太阴阴气最盛，《素问·天元纪大论》所谓"太阴之上，湿气主之"是也；又"湿胜则阳微"，且湿为阴邪，非温不解，故太阴病的治疗当以温为法。俞根初宗此，以温为主，根据临床实际分列温中化浊、温中流气、温中疏滞、温中利湿、温化湿热、温调营卫、温健脾阳、温理脾阴、温运胃阳、温利胃湿、温和脾胃、温和肝脾、热通脾肾、热壮脾肾 14 温法，并立相对应的 14 首方剂。

5. 清法

厥阴宜清。厥阴者，《素问·至真要大论》所谓"两阴交尽也"，即阴尽而阳生也。厥阴主肝与心包，内藏相火，属风木之脏，亦为阴中之阳脏。俞根初云："手厥阴为包络，中藏胆火，主行血通脉。足厥阴为肝脏，下含肾水，主藏血活络。"邪气入里，从火化热，热入营血，灼液为痰、炼血为瘀，痰火瘀热或者弥漫心包，扰乱神机出入，或者阻滞肝络，煎熬阴津，引动肝风，而成厥阴风热火化证。

对此，俞根初明确提出"厥阴以清为主"，"风热虚邪，从厥阴清之"。立清宣包络痰火、清宣包络瘀热、清宣包络痰瘀、清宣心包气机、清润心包血液、清泻包络心经实火、清降包络心经虚热、清疏肝郁、清降肝逆、清通肝络、凉泄肝火、凉息肝风、清肝安蛔、清肝和胃、清肝坚肠、清肝健脾、清肝益肾、清肝保肺、清肝镇冲、清肝滋任、清肝胃辛凉心肺共计21清法，亦对应21首方剂。

6. 补法

少阴宜补。补者补其虚也。少阴主心肾，为水火之脏、阴阳之根，邪传少阴则累及人身根本。而仲景认为邪入少阴有寒化与热化两端，邪从热化即当虑涸人真阴，邪从寒化则当虑夺人元阳，总为耗竭人身之阴阳气血精津为患。所以治疗自当"宜补"，诚如俞根初所云"虚之甚者，从少阴补之"，又"阴道本虚，而少阴尤虚之极，故补之须峻"。

据上所述，俞根初遵从仲景经旨于补法中设滋阴与回阳两端，以治少阴证。滋阴分列滋阴润燥、滋阴清火、滋阴息风、滋阴潜阳、滋阴通脉、滋阴复脉、滋阴濡络、滋阴调气、滋阴补气、滋阴纳阳10法；回阳分列回阳破阴、回阳摄阴轻剂、回阳摄阴重剂、回阳通脉、回阳生脉、回阳通格、回阳温营、回阳兼补血气、回阳攻毒及补阳镇冲10法。共计20补法，亦对应20首经验方。

总之，俞根初的治法极富特色，围绕六经而立汗、和、下、温、清、补六大治法，大法之下复有细法，法法不同，但"门门透彻，息息通灵"，充分体现了中医的诊治精髓——辨证论治。正所谓"百病不外六经，正治不外六法"，只需"按经审证，对证立方"，以"六法为君，十法为佐"，诊治伤寒（"外感百病之总名也"）则已无余蕴也。这都与俞根初熟读经典，擅于继承经旨，深谙仲景心法而力扬六经辨证学说有着密切关系。

（五）归纳用药法式

1. 六经用药法

太阳宜汗，轻则杏、苏、橘红，重则麻、桂、薄荷。而葱头尤为发汗之通用。

少阳宜和，轻则生姜、绿茶，重则柴胡、黄芩；浅则木贼、青皮，深则青蒿、鳖甲。而阴阳水尤为和解之通用。

阳明宜下，轻则枳实、槟榔，重则大黄、芒硝；滑则桃、杏、五仁，润则当归、苁蓉。下水结则甘遂、大戟，下瘀结则醋炒生军，下寒结则巴豆霜，下热结则主生军。应用则用，别无他药可代。切勿以疲药塞责，药稳当而病反不稳当也。唯清宁丸最为缓下之通用。麻仁脾约丸亦为滑肠之要药。

太阴宜温，轻则藿、朴、橘、半，重则附、桂、姜、萸。而香、砂尤为温运之和药。姜、枣亦为温调之常品。

少阴宜补。滋阴，轻则归、芍、生地，重则阿胶、鸡黄，而石斛、麦冬尤生津之良药。补阳，刚则附子、肉桂，柔则鹿胶、虎骨，而黄连、官桂尤为交阴阳之良品。

厥阴宜清。清宣心包，轻则栀、翘、菖蒲，重则犀、羚、牛黄，而竹叶、灯心尤为清宣包络之轻品。清泻肝阳，轻则桑、菊、丹皮，重则龙胆、芦荟，而条芩、竹茹尤为清泻肝阳之轻品。

2. 三焦用药法

上焦主胸中、膈中，橘红、蔻仁是宣畅胸中主药，枳壳、桔梗是宣畅膈中主药。中焦主脘中、大腹，半夏、陈皮是疏畅脘中主药，川朴、腹皮是疏畅大腹主药。下焦主小腹、少腹，乌药、官桂是温运小腹主药，小茴、橘核是辛通少腹主药。而锦芪皮为疏达三焦外膜之主药，焦山栀为清宣三焦内膜之主药，制香附为疏达三焦气分之主药，全当归为辛润三焦络脉之主药。

3. 六淫病用药法

风寒暑湿燥火，为六淫之正病，亦属四时之常病，选药制方，分际最宜清晰。举其要而条列之。

（1）风病药

风为百病之长，善行数变，自外而入，先郁肺气，肺主卫，故治风多宣气泄卫药，轻则薄荷、荆芥，重则羌活、防风，而杏、蔻、橘、桔尤为宣气之通用。且风郁久变热，热能生痰，故又宜用化痰药，轻则蜜炙陈皮，重则瓜蒌、川贝，及胆星、竹黄、蛤粉、枳实、荆沥、海粉之属，而竹沥、姜汁尤为化痰之通用。但风既变热，善能烁液，故又宜用润燥药，轻则梨汁、花露，重则知母、花粉，而鲜地、鲜斛尤为生津增液之良药。至主治各经风药，如肺经主用薄荷，心经主用桂枝，脾经主用升麻，肝经主用天麻、川芎，肾经主用独活、细辛，胃经主用白芷，小肠经主用藁本，大肠经主用防风，三焦经主用柴胡，膀胱经主用羌活，前哲虽有此分别，其实不必拘执也。

（2）寒病药

外寒宜汗，宜用太阳汗剂药；里寒宜温，宜用太阴温剂药，固已。唯上焦可佐生姜、蔻仁；中焦可佐川朴、草果，或佐丁香、花椒；下焦可佐小茴、沉香，或佐吴萸、乌药，随证均可酌入。

（3）暑病药

张凤逵《治暑全书》曰：暑病首用辛凉，继用甘寒，终用酸泄敛津。虽已得治暑之要，而暑必夹湿，名曰暑湿；亦多夹秽，名曰暑秽，俗曰热痧；炎风如箭，名曰暑风；病多晕厥，名曰暑厥；亦多咳血，名曰暑瘵。至于外生暑疖热疮，内则霍乱吐利，尤数见不鲜者也。故喻西昌谓夏月病

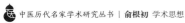

最繁苛，洵不诬焉。用药极宜慎重，切不可一见暑病，不审其有无兼症夹症擅用清凉也。以予所验，辛凉宣上药，轻则薄荷、连翘、竹叶、荷叶，重则香薷、青蒿，而芦根、细辛尤为辛凉疏达之能品。甘寒清中药，轻则茅根、菰根、梨汁、竹沥，重则石膏、知母、西参、生甘，而西瓜汁、绿豆清尤为甘寒清暑之良品。酸泄敛津药，轻则梅干、冰糖，重则五味、沙参、麦冬，而梅浆泡汤尤为敛津固气之常品。若暑湿乃浊热黏腻之邪，最难骤愈。初用芳淡，轻则藿梗、佩兰、苡仁、通草，重则苍术、石膏、草果、知母、蔻仁、滑石，而炒香枇杷叶、鲜冬瓜皮瓤尤为芳淡清泻之良药。继用苦辛通降，轻则栀、芩、橘、半，重则连、朴、香、楝，佐以芦根、灯草，而五苓配三石尤为辛通清泻之重剂。暑秽尤为繁重，辄致闷乱烦躁、呕恶肢冷，甚则耳聋神昏，急用芳香辟秽药，轻则葱、豉、菖蒲、紫金片锭，重则蒜头、绛雪，而鲜青蒿、鲜薄荷、鲜佩兰、鲜银花尤为清芬辟秽之良药。外用通关取嚏，执痧挑痧诸法。急救得法，庶能速愈。暑风多夹秽浊，先郁肺气，首用辛凉轻清宣解，如芥穗、薄荷、栀皮、香豉、连翘、牛蒡、瓜蒌皮、鲜茅根、绿豆皮、鲜竹叶等品，均可随证选用。身痛肢软者，佐络石、秦艽、桑枝、蜈蚣草、淡竹茹等一二味可也。继用清凉芳烈药泄热辟秽，如青蒿、茵陈、桑叶、池菊、山栀、郁金、芦根、菰根、芽茶、青萍、灯心等品。秽毒重者，如金汁、甘中黄、大青叶、鲜石菖蒲等亦可随加。如识蒙窍阻，神昏苔腻者，轻则紫金锭片，重则至宝丹等，尤宜急进。暑厥乃中暑之至急证，其人面垢肢冷、神识昏厥，急用芳香开窍药，如行军散、紫雪等最效。神苏后，宜辨兼证夹证，随证用药。暑瘵，乃热劫络伤之暴证，急用甘凉咸降药，西瓜汁和热童便服，历验如神。鲜茅根煎汤磨犀角汁，投无不效。暑疖，乃热袭皮肤之轻证，但用天荷叶、满天星杵汁，调糊生军末搽上，屡多奏效。唯热霍乱最为夏月之急证，急进调剂阴阳药，阴阳水磨紫金锭汁一二锭，和中气以辟暑秽。继用分利清浊药，地浆水澄清，调来复丹灌服一二钱，解暑毒以定涌乱最良。次辨其有否夹食夹气。食滞者消滞，如神曲、楂炭、枳实、青皮、陈佛手、陈香橼皮、焦鸡金、嫩桑枝等选用；气郁者疏气，如香附、郁金、陈皮、枳壳、白蔻仁、青木香等选用。若干霍乱证，其人吐泻不得，腹痛昏闷，俗名绞肠痧，病虽险急而易愈。急用涌吐法，川椒五七粒和食盐拌炒微黄，开水泡汤，调入飞马金丹十四五粒，做速灌服，使其上吐下泻，急祛其邪以定正，历验如神。

（4）湿病药

《内经》云："脾恶湿。"湿宜淡渗，二苓、苡、滑是其主药。湿重者脾阳必虚，香砂理中是其主方。湿着者肾阳亦亏，真武汤是正本清源之要药。他如风湿宜温散以微汗之，通用羌、防、白芷，重则二术、麻、桂，所谓风能胜湿也。寒湿宜辛热以干燥之，轻则二蔻、砂、朴，重则姜、附、丁、桂，所谓湿者燥之也。湿热宜芳淡以宣化之，通用如蔻、藿、佩兰、滑、通、二苓、茵、泽之类，重则五苓、三石，亦可暂用以通泄之，所谓辛香疏气，甘淡渗湿也。唯湿火盘踞肝络，胆火内炽，血瘀而热，与湿热但在肺脾胃气分者迥异，宜用苦寒泻火为君，佐辛香以通里窍，如栀、芩、连、柏、龙荟、清麟丸等，略参冰、麝、归须、泽兰，仿当归龙荟丸法，始能奏效。

（5）燥病药

《内经》云："燥热在上。"故秋燥一症，先伤肺津，次伤胃液，终伤肝血肾阴。《内经》云："燥者润之。"首必辨其凉燥、温燥。

凉燥温润，宜用紫菀、杏仁、桔梗、蜜炙橘红等，开达气机为君。恶风怕冷者，加葱白、生姜，辛润以解表。咳嗽胸满者，加蜜炙苏子、百部，通润以利肺。夹湿者，加蔻仁四分拌研滑石，辛滑淡渗以祛湿。痰多者，加瓜蒌仁、半夏、姜汁、荆沥等，辛滑流利以豁痰。里气抑郁，大便不爽，或竟不通而腹痛者，加春砂仁三分拌捣郁李净仁、松仁、光桃仁、柏子仁、蒌仁、酒捣薤白等，辛滑以流利气机，气机一通，大便自解。后如胃液不足，肝逆干呕者，用甜酱油、蔗浆、姜汁等，甘咸辛润，以滋液而止呕。阳损及阴，肝血肾阴两亏者，用当归、苁蓉、熟地、杞子、鹿胶、菟丝子等，甘温滋润以补阴，且无阴凝阳滞之弊。

温燥凉润，宜用鲜桑叶、甜杏仁、瓜蒌皮、川贝等，清润轻宣为君。热盛者，如花粉、知母、芦根、菰根、银花、池菊、梨皮、蔗皮等，酌加三四味以泄热。热泄则肺气自清，肺清则气机流利，每多化津微汗而解。如咳痰不爽，甚则带血者，酌加竹沥、梨汁、藕汁、茅根汁、童便等，甘润咸降，以活痰而止血。若痰活而仍带血者，加犀角汁、鲜生地汁等，重剂清营以止血。胃阴虚燥者，酌加鲜石斛、鲜生地、蔗浆、麦冬等，以养胃阴。便艰或秘者，酌加海蜇、荸荠、白蜜和姜汁一二滴，甘咸辛润，滋液润肠以通便。总之，上燥则咳，嘉言清燥救肺汤为主药。中燥则渴，仲景人参白虎汤为主药。下燥则结，景岳济川煎为主药。肠燥则隔食，五仁橘皮汤为主药。筋燥则痉挛，阿胶鸡子黄汤为主药。阴竭阳厥，坎气潜龙汤为主药。阴虚为旺，阿胶黄连汤为主药。生津液以西参、燕窝、银耳、柿霜为主药，养血则归身、生地、阿胶、鸡血藤胶，益精则熟地、杞子、龟胶、鱼鳔、猪羊脊髓。在用者广求之。此总论凉燥、温燥、实燥、虚燥用药之要略也。

（6）火病药

郁火宜发。发则火散而热泄，轻扬如葱、豉、荷、翘，升达如升、葛、柴、芎，对证酌加数味以发散之，《内经》所谓"身如燔炭，汗出而散"也。透疹斑如角刺、蝉衣、芦笋、西河柳叶。疹斑一透，郁火自从外溃矣。实火宜泻，轻则栀、芩、连、柏，但用苦寒以清之；重则硝、黄、龙荟，必须咸苦走下以泻之。虚火宜补。阳虚发热，宜以东垣补中益气为主药，李氏所谓甘温能除大热是也。阳浮倏热，宜以季明六神汤为主药，张氏所谓"解表已，复热；攻里热已，复热；利小便愈后，复热；养阴滋清，热亦不除；元气无所归着，保元、归脾以除虚热"是也。阴虚火旺，由心阴虚者，阿胶黄连汤为主药；由肝阴虚者，丹地四物汤为主药；由脾阴虚者，黑归脾汤为主药；由肺阴虚者，清燥救肺汤为主药；由肾阴虚者，知柏地黄汤为主药；由冲任阴虚者，滋任益阴煎为主药。若胃未健者，则以先养胃阴为首要，西参、燕窝、银耳、白毛石斛、麦冬等品是其主药。唯阴火宜引，破阴回阳为君，附、姜、桂是其主药，或佐甘咸如炙草、童便，或佐介潜如牡蛎、龟甲；或佐镇纳如黑锡丹，或佐交济如磁朱丸，或佐纳气如坎气、蚧尾，或佐敛汗如五味、麻黄根，皆前哲所谓引火归源、导龙入海之要药。

4. 用药配制法

麻黄配桂枝，重剂发汗；苏叶合葱豉，轻剂发汗。柴胡配黄芩，固为和解；麻黄合石膏，亦为和解。蝉、蚕配生军，为升降和解；茹、橘合苏枝，是旁达和解。玄明粉配白蜜，急性润下；陈海蜇合地栗，慢性润下。楂、曲配制军，是下食滞；桃、红合醋军，是下瘀积。礞、沉配制军，是下痰火；遂、戟合制军，是下水积。黄芪配当归、苁蓉，是润下老人气秘；桃仁合松柏二仁，是润下产妇血秘。莱菔汁配瓜蒂，是急吐痰涎；淡盐汤合橘红，是缓吐痰涎。杜牛膝汁，吐喉闭毒涎；制净胆矾，吐脘中毒食。杏、蔻配姜、橘，是辛温开上；香、砂合二陈，是辛温和中。附、桂配丁、沉，是辛温暖下；葱、豉配栀、芩，是辛凉清中。五苓合三石，是质重导下；芦笋配灯心，是轻清宣气。桑叶合丹皮，是轻清凉血；知母配石、甘，是甘寒清气；犀、羚合鲜生地，是咸寒清血。橘、半配茯苓，则消湿痰；蒌、贝全竹沥，则消燥痰；姜、附配荆沥，则消寒痰；海粉合梨汁，则消火痰。神曲配谷芽、麦芽，则消谷食；山楂合卜子，则消肉食。乌梅配蔗浆、葛花，则消酒积；商陆合千金霜，则消水积。参、芪配术、草，是补气虚；归、地合芍、芎，是补血虚。燕窝配冰糖，是补津液；枣仁合茯神，是补心神。熟地配杞子，是补肾精；杜仲合川断，是补筋节。枳壳配桔梗，善开胸膈以疏气；桃仁合红花，善通血脉以消瘀。此皆配制之要略，足开后学之悟机。

5. 用药特点

俞根初家于江南绍兴，居民体质不如中州或北方人强壮，因此处方用药亦不可肆用《伤寒论》之刚药大剂。俞根初深知此要，处方用药，因地制宜，总以轻清灵动为要。

（1）芳香宣透

一方面，因为江南卑湿，地多秽浊，当地居民体质禀赋较中原及北方人娇弱，又复"恣食生冷油腻，故湿证居多"，所以俞根初诊治疾病十分重视芳香化浊；另一方面，俞根初认为"凡伤寒病，均以开郁为先，如表郁而汗，里郁而下，寒湿而温，火燥而清，皆所以通其气之郁也，病变不同，一气之通塞耳"，所以还非常注重宣通气机，透发上焦，宣畅中焦，疏达下焦。因此，俞根初用药多选取芳香化湿、辛通宣气之品，诸如苏叶、薄荷、辛夷、葱白、桔梗、防风、白芷、淡竹叶、菊花、桑叶、藿香、石菖蒲、佩兰、蔻仁、砂仁、草果、厚朴、橘皮、枳壳等等。

（2）轻清灵动

轻清灵动，是俞根初用药的又一特色，尤其在治疗外感表证中体现得更为突出。此乃遵"治上焦如羽，非轻不举"之意，法"轻可去实"之旨。一是常用薄荷、连翘、金银花、苏叶、淡豆豉、淡竹叶、白芷、防风、桔梗等轻清之品；二是其用药剂量十分轻灵，以现代米制克剂量折算俞根初当时的用药剂量，大都在 3～4.5g 之间，少则 1～1.5g，多亦不过 6～9g（特殊者除外）。此外，其药物煎煮溶剂亦多具灵动活泼之性，如七味葱白汤采用百劳水煎药，"以长流水盛桶中，以竹杆扬之数百，名百劳水"，长流水本性灵动，再扬之百数，则更具宣郁流利之功。

（3）喜用果实

果实药在当时民间有"果实郎中"之称，故当时江浙一带医家多喜用果实药，俞根初自然也不例外。其常用者如金橘饼、雪梨、莲子、龙眼、红枣、荸荠、扁豆、西瓜等，在其诸多方剂中比比皆是。这些果实实际也多是百姓日常食用之品，以之入药不仅可以使药味可口，提高依从性，亦寓有药食同源、药食同功之意。

（4）擅用鲜品、鲜汁

俞根初强调"凡伤寒病，均以开郁为先"，并认为"伤寒证治，全藉阳明"，而藉阳明者，藉胃汁、胃阴、胃津、胃液是也。所以俞根初喜欢用新鲜药品，因为鲜品入药不仅能保持药物的本质特性，更具有清灵宣透、滋养濡润之妙，治疗外感时病颇为切用。其常用者有鲜生地、鲜茅根、鲜芦根、鲜藕节、鲜梨皮、鲜冬瓜皮、鲜荷叶、鲜西瓜皮等等。此外，俞根初还常用鲜汁入药，取其质淳味厚、药专力宏，直入病所以驱逐邪气，诸如鲜生姜汁、鲜生地汁、鲜薄荷汁、生藕汁、鲜茅根汁、鲜菖蒲汁、鲜竹沥汁等均为其惯用之品。

（六）选制良方

1. 选方制剂法则

《通俗伤寒论》共载方101首，其中有68首新方是俞根初取法本于仲景，旁参寒温诸家，亲历临床辨病审证，依法创制，也是俞根初在临床中应用六经气化辨证诊治伤寒感证的具体的体现。伤寒时病，感邪有风、寒、暑、湿、燥、火及兼夹种种之不同，治法则有发散、清泻、凉润之殊，更因人之禀赋厚薄不一、体质强弱不等、地域燥湿差别、气候冷暖悬殊，感邪后病情传化而异，甚或大相径庭，而且在疾病传变过程中大多还会产生水湿、痰饮、瘀血等病理产物，外内相合，进一步导致脏腑功能障碍，从而形成一系列错综复杂的病证。为辨识这些盘根错节的病证，俞根初创立六经气化辨证体系，先以六经病证为纲详审各经之标证、本证、中见证及兼证等，复以"三化"为羽翼，细辨传化之归属，穷尽伤寒感证的变化规律。在临床辨治的过程中，俞根初深感"古方不能尽中后人之病"，乃在广泛继承诸家先贤经验的基础上，大胆推陈出新，依据伤寒时病的病证特点、传化规律，结合人、地、时，即所谓"观其脉证""三因制宜"，合理选用、创制方剂以治之。总之，俞根初深谙医者须"上知天文，下知地理，中通人事"及"用药如用兵"之理，治病疗疾丝毫不离临床实际，可谓从临床中来，到临床中去。故其所选、所创的101首方剂，均是凭据辨病审证、天时、地理、人事而遣用的，也是久经临床检验的效验良方。

2. 选方制剂思路

俞根初的选方、创方思路，可归结为纵、横二线。所谓横线，是囊括了伤寒感证的各种不同实际情况而创制或选用的方剂，如同属发汗剂，俞根初立苏羌达表汤（辛温发汗法）、葱豉桔梗汤（辛凉发汗法）以分治风寒外感与风热外感，用香苏葱豉汤（理气发汗法）、葱豉荷米汤分别治疗小儿、妇人外感，以加减葳蕤汤（滋阴发汗法）、参附再造汤（温阳发汗法）、七味葱白饮（养血发汗法）分别治疗阴虚表寒证、阳虚表寒证、血虚表寒证，可见俞根初既宗"其有形者，溃形以为汗，其在皮者，汗而发之"，即表证宜汗之经旨，又能知常达变，针对临床实际情况灵活选用方剂。所谓纵线，是根据病情轻重、证候繁简而创立或选用的方剂，如同为少阳证，表里证皆轻者用柴胡枳桔汤，表里症俱重者用柴芩双解汤；少阳胆火炽盛者用蒿芩清胆汤，少阳阳明合病者用柴胡白虎汤（取白虎汤合小柴胡汤化裁而得），少阳证兼有血虚者用柴胡四物汤（取小柴明汤合四物汤加减而成）等。由此可见，俞根初处方用药擅于根据病情轻重、证候繁简而施，病情轻则方药轻，病情重则方药重，证候简则方药简，证候繁则方药繁，总以祛邪中病为度。

此外，俞根初制方君、臣、佐、使配伍严谨。以蒿芩清胆汤为例，何秀山注解云："足少阳胆与手少阳三焦合为一经，其气化一寄于胆中以化水谷，一发于三焦以行腠理。若受湿遏热郁，则三焦之气机不畅，胆中之相火乃炽，故以蒿、芩、竹茹为君以清胆火；胆火炽，必犯胃而液郁为痰，故臣以枳壳、二陈和胃化痰；然必下焦之气机通畅，斯胆之相火清和，故又佐以碧玉导相火下行，使以赤苓俾湿热下出，均从膀胱而出，此为和解胆经之良方。"由此可见，俞根初所创方剂，紧扣病机，配伍精当，君、臣、佐、使各司其职又相辅相成，而为有制之师，效专力宏。

3. 选方制剂特点

（1）以法统方

俞根初认为："百病不外六经，正治不外六法。按经审证，对证立方，六法为君，十法为佐，治伤寒已无余蕴。"所以其"六经方药"咸以六法即汗法、和法、下法、温法、清法、补法加以统摄，六法之下复有变化应用。兹以汗法为例略述俞根初以法统方之机括。

俞根初于发汗剂立方12首，虽皆冠以汗法，但具体应用之变化则方方不同。既有苏羌达表汤之辛温发汗，又有葱豉桔梗汤之辛凉发汗；既有九味仓廪汤之益气发汗，又有七味葱白汤之养血发汗；既有参附再造散之助阳发汗，又有加减葳蕤汤之滋阴发汗；此外还有香苏葱豉汤之理气发汗、葱豉荷半煎之和中发汗、新加三拗汤之宣上发汗、麻附五皮饮之温下发汗；而小青龙汤与越婢加半夏汤虽均属发汗兼蠲饮之剂，然一偏于温、一偏于清，又自当区别之。由此可见俞根初列法统方，灵活变通，不独主一格，可谓是一法举而百法备也。

（2）化裁古方

俞根初熟读方书，师古而不泥，深明"古今异轨，运气不齐，古方今病，不相能也"之理，故运用古方从不生搬硬套、拘执固守，而是结合临床实际，随证化裁应用。如其或以古方加减，如由《肘后备急方》之葱豉汤加味而成葱豉桔梗汤以辛凉发汗，葱豉荷米煎以和中发汗；以仲景小柴胡汤去半夏、人参、甘草、生姜、大枣，加桃仁、当归尾、牡丹皮、红花、生地黄、益元散而成加减小柴胡汤以和解通瘀等。或以古方为基础重新组合，如以仲景麻黄附子细辛汤合华元化五皮饮而成麻附五皮饮以温下发汗、化气利水；将《伤寒论》小陷胸汤与小承气汤两方合一而成陷胸承气汤以同治肺与大肠等。

（3）活用古方

俞根初深谙药物性味，尤重方剂结构研究，博采众方，但不拘于古方原方所治病证，而是立足辨证论治，根据患者的病证特点，活用古方，旧方新用，常常得心应手。如《金匮要略》治疗肺胀的越婢加半夏汤，方中麻黄辛温，能发汗解表、宣肺平喘；石膏辛寒，能解肌透热、清肺泄热；半夏辛滑，能涤痰止咳；生姜既能助麻黄宣散，又助半夏涤痰；甘草、大枣能补中以调和诸药；全方共奏宣肺泄热、蠲痰化饮之功。俞根初深得仲景配伍之要妙，乃据绍地居民的体质特点，稍事剂量损益即巧变为蠲痰发汗之剂，用以治疗外感表证兼夹肺脏痰火喘嗽证。

（4）自创新方

俞根初不但擅用古方，更长于根据浙绍一带的地理环境特点和当地居民的生活习惯创制新方，其中许多方剂至今仍沿用不衰。这些自创方剂更能体现俞根初的制方用药特色，例如，开篇第一方苏羌达表汤，乃为辛温发汗解表之剂，但方中不用麻黄、桂枝，而易之以苏叶、羌活，复加防风、白芷、橘红、茯苓皮祛风化湿，俞根初谓此为"于辛温中佐以淡渗者，防其停湿也",以合"浙绍卑湿,凡伤寒恒多夹湿"与"绍兴地区……人多恣食生冷油腻,故湿证居多"的特点。

4. 创方制剂贡献

俞根初创制的一些方剂是在继承先贤治验的基础上发展而来,但又多发前贤之不逮。如喻昌主张从三焦论治疫证,即所谓"上焦如雾,升而逐之,兼以解毒;中焦如沤,疏而逐之,兼以解毒;下焦如渎,决而逐之,兼以解毒"。而俞氏则深感疫邪传变迅疾,难拘一隅,故创峻下三焦毒火法,制解毒承气汤,方用银花、连翘、黄芩、栀子宣上以"升而逐之",黄连、枳实畅中以"疏而逐之",黄柏、大黄、西瓜硝、金汁达下以"决而逐之",雪水、绿豆亦解火毒,集喻昌三焦治疫之理于一方,通治三焦,收效犹捷。

吴又可立达原饮治疗邪伏膜原证,以草果、槟榔、厚朴开达膜原以破结逐邪,芍药、知母、黄芩清里泄热。俞根初将此方去掉芍药之酸收、知母之苦燥,而加柴胡、枳壳、桔梗、青皮之宣透轻扬,名之柴胡达原饮,以柴胡畅达膜原气机,黄芩苦泄膜原郁火,枳壳、桔梗宣发上焦,厚朴、草果疏理中焦,青皮、槟榔开达下焦,荷梗轻清透邪,甘草益脾和中,合力使膜原之伏邪从三焦外达肌腠,下走肠腑而解。何秀山说:"虽云达原,实为和解三焦之良方,较之吴氏原方,奏功尤捷。"

叶天士治疗温病之热陷心包,主以清营凉血开窍。而俞根初将热陷心包归于厥阴火化证,除宗叶天士治以清营凉血之药外,还善用介类通灵、幽香通气及化痰行瘀之品。并且,俞根初治疗热陷心包证,条分缕析,较之叶氏有所发展,更为全面。具体而言,俞根初对热入心包,蒸灼津液成痰之痰蒙神昏证,治以清宣包络痰火法,方用玳瑁郁金汤;对热陷心包络,瘀阻心窍之神昏者,治以清宣包络瘀热法,方用犀地清络饮;对邪聚包络,痰瘀互结清窍之惊厥俱发者,治以清宣包络痰瘀法,方用犀羚三汁饮;外邪初陷于心胃之间，心包气郁之心烦不眠、心中懊憹者，治以清宣心包气机法，方用连翘栀豉汤，心包气机开通后，血液亏耗，血虚生烦者，治以清润心包血液法，方用五汁一枝煎；肺胃痰火实热内壅心经包络，致神昏谵语，甚则不语如尸者，治以清泻包络心经实火法，方用增减黄连泻心汤；热陷心包，舌赤无苔，神昏，小便短涩者，治以清降包络心经虚火法，方用导赤清心汤；热结在腑，上蒸心包，致神昏谵语，甚或不语如尸者，治以心与小肠并治法，方用犀黄承气汤。

（七）重视调护法

中医诊治疾病，历来主张治与养相结合，即所谓"三分治七分养"。例如在《素问·脏气法时论》中就有"毒药攻邪，五谷为养，五果为助，五畜为益，五菜为充，气味合而服之，以补精益气"之论。《素问·五常政大论》则进一步指出："大毒治病，十去其六；常毒治病，十去其七；小毒治病，十去其八；无毒治病，十去其九。谷肉果菜，食养尽之，无使过之，伤其正也。"足见"养"的重要性，这大抵也是老百姓谓"是药三分毒"的理论依据了。

然而，多数医生却认为只要诊断明确，辨证无误，就能药到病除，因而常常忽略药后、瘥后的调养。俞根初却认为，瘥后调理与患者能否痊愈有着相当密切的关系。若瘥后的调理不当，常可致疾病复发或另起他症，使前治之功付之枉然。其实注重调理的思想，在《伤寒论》中就已有很明确的论述。张仲景不仅在许多方剂后详列调理方法，如桂枝汤后的"将息"和"禁忌"等，还有《辨阴阳易瘥后劳复病脉证并治》专篇论述因瘥后调摄失当致病情复发的辨证治疗。俞根初学宗张仲景，因此亦十分重视调理方法，并通过博学多识和临床实践不断积累和总结经验而集腋成裘，乃于书中专设瘥后调理诸法，以期引起后学者的注意。其具体方法包括药物调理法、食物调理法、气候调理法、起居调理法，极大地丰富了中医瘥后调养及康复方面的内容。

1. 瘥后药物调理法

伤寒温热，大邪退后，余热未尽，元气已虚，胃虚少纳，脾弱不运，稍动则复。若调理失当，不知禁忌，随时可以转复。若非药物调理合宜，瘥后遗症，何能辄除。爰举其要，罗列二十四则于后。

（1）瘥后浮肿

伤寒瘥后，脾虚不能制水，水溢于皮肤络脉间，肢体浮肿者，须实脾利水，宜焦冬术、茯苓皮、米仁、杜赤豆、扁豆、山药、木瓜、车前子、泽泻之属治之，或以糯米、米仁煮粥食最妙。有因食滞中宫者，乃病后脾胃大虚，不能消谷也。病者胃中犹燥，偏欲多食，食停心下脐上，则水不得上输于肺，肺不能通水道于膀胱，故溢于肢体而为肿。其症以心下、脐上有硬处，按之则痛为异，小便或利或不利，当用平胃散加枳实、山楂、麦芽、莱菔子、六神曲为主，硬处消则肿自愈。或加苓、泽，兼利水亦可。亦有气复未归者，热病大伤阴气之后，由阴精损及阳气，愈后阳气暴复，阴尚亏欠之至，切忌消利。吴又可所谓病后气复血未复，气无所归，故暂浮肿，不可治肿。调其饮食，节其劳役，静养自愈。吴鞠通曰：余见世人每遇浮肿，便与渗利小便方法，岂不畏津液消亡而成三消症、快利津液为肺痈与阴虚咳嗽身热之痨损证哉！余治是证，悉用复脉汤，重加甘草，只补其未足之阴以配已复之阳，而肿自消。至其辨法，气肿异于停水食滞者，停水身重，而小便不利，气肿身轻，而小便自利；食滞腹中有结，气肿腹中自和也。又有脾胃气虚，土不制水，溢于下焦，故从腰以下有水气而为肿也。宜牡蛎泽泻散，利小便而泄下焦之水也。

（2）虚羸少气

伤寒解后，肺胃津亏气馁，余热夹胃火上升，致虚羸少气，气逆欲吐者，胃有虚热，气不下降，竹叶石膏汤加竹茹、白薇主之。

（3）日暮微烦

热病新瘥，人强与谷，脾胃气尚弱，不能消谷，故令人微烦，损谷则愈。

（4）瘥后发蒸

热症新瘥，蒸蒸骨热如劳瘵者，乃余热留于阴分也，不可以其羸瘦而遂用虚损法。必察其六腑有结邪，则仍以攻邪为主。次察其筋络有壅瘀，仍以通瘀为主。次察其气道有痰涎，仍以祛其痰涎为主。数者俱无，方可清热。或无邪而阴伤，方可纯用养阴之药。或分其余邪之轻重，亏损之多少，而兼用养阴清热药进退加减以和之。

（5）瘥后咳嗽

凡热退之后，尚有咳嗽未除，此肺胃津亏而有余热恋肺，宜滋养肺胃之阴，其嗽自止，如南沙参、麦冬、地骨皮、川贝母、川石斛、花粉、茯苓、杏仁、桑皮、蔗汁、梨汁之类，或加生地、玉竹之类。新感风寒而症见咳嗽，其病为轻，以其邪传入肺，肺主皮毛，邪从外达也。温热多内伤虚证，见咳则重，五脏传乘，肺受火刑，水源涸竭，每多死症。

（6）自汗盗汗

瘥后自汗，虽皆属虚，然温热瘥后，多由余热未清，心阳内炽，以致蒸蒸燔灼，津液外泄而汗出，为阴虚有火，慎勿骤补峻补，苦坚清养为宜。苦坚如当归六黄汤加减以育阴泻火固表，清养如西洋参、生地、麦冬、黄连、甘草、小麦、百合、竹叶、茯苓、莲心之类。若无热恶寒而盗汗不止者，阳虚也，黄芪建中汤加减。自汗不止者，亦阳虚也，玉屏风散加牡蛎、龙骨收入以固护腠理，实表固涩之法也。

（7）瘥后喜唾

病后喜唾，久不了了，中土阳虚，胃中有寒，不能收摄津液而冷涎上泛也，宜理中丸加益智仁温纳之。亦有胃虚而有余热者，宜用乌梅北枣丸

（乌梅肉十枚，大黑枣五枚，俱去核，共杵如泥，加炼蜜丸，弹子大），每用一丸，嚼化之。中虚不能摄水者，六君子汤加益智仁摄之。若其稠饮自下焦漾漾而起，溢出口中者，此肾气不纳，浊阴上泛也，宜都气饮加胡桃肉、补骨脂以纳之，或少加淡附片以收之，或佐白术以制之。

（8）皮肤甲错

病后身体枯瘦、皮肤甲错者，乃热伤其阴，阴液不能滋润皮肤也。治法以养阴为主，吴氏人参养荣汤、清燥养荣汤均可酌用，叶氏加减复脉汤尤效。亦有粥食调理自回者，又有热毒为病，气血被其煎熬，瘥后饮食渐进，气血滋生，润皮肤而滋筋骸，或痛或痒，宛如虫行，最是佳境，不过数日，气血通畅而自愈矣。

（9）瘥后发疮

温热新瘥，发疮者最多，乃余热淫于肌肉也。若照寻常疮症，温托妄施，屡不能救，唯多服清凉解毒兼养气血药自愈。

（10）瘥后发痿

瘥后发痿，四肢不能动移者，热伤筋脉也，吴氏诸养荣汤酌用，轻者粥食调理自愈。

（11）瘥后不寐

凡伤寒温热病，热退之后，夜不欲寐者，胃不和也，温胆汤加秫米和之。惊悸不寐者，心气虚也，前方合酸枣仁汤去川芎清敛之。触事易惊，梦寐不安者，乃有余热夹痰也，宜用竹茹、黄连、石菖蒲、半夏、胆星、栀子、知母、茯苓、旋覆花、橘红等味。虚烦不寐者，余火扰动也，黄连阿胶汤清滋之。心火内炽不寐者，慎勿骤补，宜清养为主，如西洋参、生地、麦冬、黄连、甘草、小麦、百合竹叶、莲心、茯神，或加阿胶，或鸡子黄、珍珠粉，审证酌用。若终夜清醒，目不得暝，或目暝则惊悸梦惕者，余邪内留肝胆，胆气未舒，肝魂不安也，宜酒浸郁李仁、炒枣仁、猪胆皮、黄连、焦栀、淡竹茹、桑叶等，滑以去着，苦以泄热。

（12）瘥后昏沉

凡伤寒温热症，新瘥后十余日，或半月，渐至昏沉者，皆缘发汗未尽，余邪在于心包故也，或见潮热，或兼寒热如疟，宜连翘、栀子、豆豉、麦冬、菖蒲、淡竹叶、钩藤、丹参之类清解之。然有痰火内伏包络者，亦见昏沉，其人终日昏睡不醒，或错语呻吟，或独语如见鬼，宜丹参、白薇、麦冬、焦栀子、黄连、竹叶、辰砂染灯心、细芽茶、天竹黄、石菖蒲、川贝母、广郁金等味，再加厥症返魂丹轻清以开达之，甚或万氏牛黄清心丸、叶氏神犀丹皆可采用。

（13）瘥后怔忡

凡热病新瘥，怔忡惊骇，乃水衰火旺，心肾不交也，宜补水养心，朱砂安神丸最妙，半夏秫米汤合交泰丸尤妙。

（14）瘥后妄言

凡伤寒温热病，每有热退身凉之后，其人如痴，神思不清，言语谬妄，或蜷卧不思食者，此心神虚散不复所致，但当调养气血，兼治其心可也，神复妄言自止，吴氏安神养血汤主之，薛氏参麦茯神汤亦主之。但痰火余邪，内伏包络，亦有此症，当用鲜菖蒲、天竹黄、川贝母、连翘、钩藤、丹皮、竹茹、辰砂之类，以凉开热痰，则神自清而不妄言矣。若犹不应，加万氏牛黄清心丸清宣之。亦有余热未尽，热扰于心，则多言谵妄者，宜导赤散加麦冬、莲心、朱砂拌灯心等，熄余焰而清心神。

（15）瘥后语謇

伤寒温病症热退后，其后转动不灵，而语言謇涩者，因心、脾、肾三经之脉皆系绕于舌，心肾虚则舌不灵动，痰阻脾络，肝风内扰，则语言謇涩不清。多是虚风痰火为病，宜加味逍遥散去白术加生姜、钩藤、鲜菖蒲、刺蒺藜、僵蚕之类，以息风豁痰。痰多者，宜导痰汤加菊花、钩藤、白蒺藜、鲜菖蒲、姜汁、竹沥等息虚风而清痰火。若因热滞于肺络，有声有能言者，宜顾氏清金散加石菖蒲、竹沥清肃之。如因余热耗伤肺肾之阴，不能上接于阳者，宜清燥救肺汤加岩制川贝、雅梨汁以清养之。若声颤无力，语不接续，名曰郑声，乃元气虚而无根也，宜贞元饮合集灵膏峻补之。

（16）瘥后额热

凡热病热退后，胃中痰食邪热逗留，额属阳明，故额独热，目神似觉呆钝，宜清疏之，二陈汤加连翘、黄芩、山楂、神曲之类，清之和之。

（17）瘥后发颐

俗名遗毒，乃余邪留滞络中而成毒也。因汗下清解未尽，其邪结于少阳阳明二经。发于两颐者，阳明部位也。发于耳之左右者，少阳部位也。治法以解毒清热、活血疏散为主。误则成脓不出，而牙关紧，咽喉不利，多不能食而死，毒内陷而复舌燥神昏亦死，出脓后气虚血脱亦死，故宜早治也。古方以普济消毒饮为主。发在耳后，以柴胡、川芎为主；在项下以葛根、白芷为主；在项后或颠顶，加羌活、薄荷。时方以连翘败毒散为主，如羌独活、荆、防、连翘、赤芍、牛蒡、桔梗、土贝、蒺藜、薄荷、银花、甘草之类。如元气虚者，须兼归芪补托。溃脓后，当大补气血为主。然发于阳明者易治，发于少阳者难治。总之此症初起，速宜消散，缓则成脓。不可轻补于未溃之前，补早则必成脓。尤不可纯用寒凉于将发之际，恐闭遏而毒不得发，故必兼疏散为要。外治以葱水时时浴之。

（18）瘥后耳聋

温病症身凉后，尚有耳鸣耳聋等症者，其因有三。一因余邪留于胆经，宜养阴药中加柴胡、鲜菖蒲、钩藤、滁菊、通草、荷叶之类，以清解少阳之郁；二因痰火上升，阻闭清窍，其耳亦聋，宜导痰汤去半夏、南星，加瓜蒌皮、京川贝、枇杷叶、杜兜铃、通草、鲜菖蒲之类，以轻宣肺气之郁；三因肾虚精脱，则耳鸣耳聋，宜常服用柴胡升提。外治，唯耳聋神丹（鼠脑一个，青龙齿、朱砂、梅冰、净乳香、麝香各一分，樟脑半分，上药各研细末，用鼠脑为丸，如桐子大），用丝棉包裹，纳入耳中，多效。

（19）瘥后腹热

凡热病后，身大凉，独腹热未除，此脾火内甚也。养阴药中加生白芍，自除。但此症唯伏暑晚发最多，多属胃积热，雪羹汤送服陆氏润字丸最妙。

（20）瘥后疼痛

热病失治于前，热流下部，滞于经络，以致腰胁疼痛，甚则不能起立，卧不能动，误作痿治，必成废人，宜清瘟败毒饮小剂加木瓜、牛膝、续断、萆薢、黄柏、威灵仙以祛风通络。

（21）瘥后不食

当辨不欲食、食亦不化两端。不欲食者病在胃，宜养以甘凉，《金匮》麦门冬汤主之，叶氏养胃汤亦主之。食不化者病在脾，当与以温运，香砂理中汤主之，六君子汤亦主之。虽然，不欲食一病又宜分伤食与停食两项。伤食者，饮食自倍，肠胃乃伤，病在不及消化。停食不论食之多少，或当食而怒，或当食时病在气结而不能化也。治伤食宜注重于食，或吐，或下，或消。若停食则重在气，唯理气兼之以消，吐下之法，不任用也。医者须分别治之。

（22）瘥后不便

凡温热病后，大便不行者，热闭虚闭俱多，风闭气闭者少。热闭者，热搏津液，肠胃燥结，及肠胃素有积热者，多有此疾。其症面赤腹热，大腹胀满，四肢反冷，或口舌生疮是也。大黄饮子最妙，三黄枳术丸、枳实导滞丸、陆氏润字丸等皆可酌用。虚闭有二，一阴虚，一阳虚也。凡下焦阳虚，则阳气不行，不能传送而阴凝于下；下焦阴虚，则阴血枯燥，津液不到而肠脏干槁。治阳虚者，但益其火，则阴凝自化，苁蓉润肠丸主之。老年者，黄芪汤送服半硫丸。治阴虚者但壮其水，则泾渭自通，六味地黄汤加淡苁蓉、白蜜主之，益血润肠丸、五仁丸等亦效。风闭者，风胜则干也。由风热搏激肺脏，传于大肠，津液燥烁，传化则难，或其人素有风病者，亦多风闭，或肠胃积热，久面风从内生，亦能成闭。东垣润肠丸主之，加味皂角丸亦主之。气闭者，气内滞而污物不行也。其脉沉，其人多噫，心腹痞闷，胁膨胀。若用攻药通之，虽或暂通，而其闭益甚矣。或迫之使通，因而下血者，唯当顺气，气顺则便自通矣，苏子降气汤加枳壳、杏仁主之，重则六磨汤主之。

（23）瘥后下血

温热新瘥，或十日，或半月，忽然下血者，由于初起失汗，邪不外达面内入，阳邪热甚，热伤阴络而血下溢也。治以清营凉血和络之法，如生地、丹皮、地榆、川断、槐米、白芍、苡仁、黑荆芥、白茅根、脏连丸，治之自愈。阴虚火旺者，脏连六味丸尤捷。

（24）瘥后遗精

病后遗精，因火动者多，宜清余热，固精封髓丹主之，三才封髓丹加黄连亦主之，以此症黄连、黄柏二味最是要药也。

以上瘥后遗症，药物调理各法大旨已具，其他普通调理当分补虚、清热两项。补虚有两法，一补脾，一补胃。如其人中气虚者，病退后必纳谷少，运化迟，或大便不实，或恶心吐涎，宜六君子加减以和中。形寒畏冷，宜黄芪建中汤温补之。凡此症脉皆缓大，舌皆白嫩可辨。如其人阴分虚者，必有余邪未尽、舌燥口渴、二便艰涩、脉兼微数等症，宜小甘露饮、叶氏养胃汤等清之。清热亦有两法。初病时之热为实热，宜用苦寒药清之。大病后之热为虚热，宜用甘寒药清之。二者有霄壤之殊。凡人身天真之气全在胃口，津液不足即是虚，生津液即是补虚，故以生津之药合甘寒泻热之药以治感后之虚热。如麦冬、生地、丹皮、北沙参、西洋参、鲜石斛、梨汁、蔗浆、竹沥、鲜茅根之类，皆为合法。仲景、河间主用竹叶石膏汤、天水散以清虚热，亦取甘寒之义也。设误投参、芪、苓、术补脾之药为补，宁不并邪热而补之乎！此为瘥后调理脾胃之要诀也。

2. 食物调理法

伤寒温热之症多属胃肠伏邪，早已失其消化力，最宜忍饥耐饿，平卧安静，热退舌净无苔，始可渐进粥饮汤，渐进渐厚，不致转复。现将瘥后进食法、食物之忌宜、食物调补法举隅于下。

（1）瘥后进食法

庞安常曰："凡病瘥后，先进清粥汤，次进浓粥汤，次进糜粥。亦须少与之，切勿任意过食也。至于酒肉，尤当禁忌。若有不谨，便复发热，名曰食复。"王士雄云："瘥后必小便清，舌苔净，始可吃粥饭、鲫鱼、台鲞之类。油腻酒醴、甜食新鲜补滞诸物，必解过坚矢新粪，始可渐渐而进。切勿欲速，以致转病。"陈耕道云："伤寒初瘥，进食最难。如胃中余热未清，进食过早，则邪热必复发。若胃热已清，舌苔亦净，不与饮食，使几微之元气一脱，从何处续命耶！"此际全以验舌苔为主。如胃中有积热者，舌必有苔，苔必干燥，重则焦槁，甚则芒刺。在此时期，止可与白滚汤频频调之。禁绝谷气。全要使胃脘空虚，则邪热易退。今之为父母者，不知伤寒食复之利害，但狃于平昔之爱好，止记伤寒之不吃粥饭，而床头果品、枕边酸甜一概不禁。不知此等滋味，一入胃肠，则稠黏胶结，反助胃火里邪，其害甚于谷气。如果看得舌苔渐净，即宜渐进谷气，以扶正胜邪。其法，先用荷叶擦洗勺器，次用青竹叶带水一滚，倾去竹叶，止用净水一碗，次入嫩鲜芦根指大数寸，置汤中一滚，再去芦根，次入陈冬米研磨之粉，法以水搅和粉，澄去沉底粗者，止取上浮细者，入前汤中十数沸后，粉糊已熟，芦根、竹叶气清香入胃，能回清气退浊气，有湿化湿，有火清火，有痰消痰，如不燥粪自能润下之。此伤寒瘥后进食第一法也。其糊初进最薄，续进逐渐加厚，至后进糜粥软饭。若进米糊数日，大便不下，药方中加当归、紫菀、麦冬，大便液足，燥粪自行矣。若误用大黄，多损气血阴液，戒之戒之。

（2）食物之忌宜

伤寒温热愈后，虽能食糜粥软饭，正气未复。凡饮食居处，俱不可不慎也。如酒肴、甘脆、肥鲜、生冷等物，皆不可犯。少食而频，则易运化。不可过饱，及他有所食，虽思之勿与也。不但油腻腥发、曲糵炙煿熏灼脏腑者固宜禁绝，即瓜果生冷，凡能冰伏脾胃者，亦宜禁不入口。最妙以萝卜汤、陈干菜汤疏导其胃肠。渴则饮清快露，和开水少许，或但饮细芽茶输运其精液。病势轻减后，佐其点心，可略进流动性之滋养品，如藕粉、燕窝粥，及开水冲鸡蛋。每次之食量宜少，每日之次数宜多，不过以之略充饥肠而已。病将就痊时，凡各种未熟之果实油类，及一切之固形物而不易消化者，均不宜入口，恐损胃肠，反增病也。

（3）食物调补法

程钟龄云："药补不如食补。凡病邪未尽，元气虽虚，而不任重补，则从容和缓以补之。相其机宜，循序渐进，脉症相安，渐为减药，谷肉果菜，食养尽之，以底于平康。故饮食之补，但取其气，不取其味。如五谷之气以养之，五菜之气以充之。每食之间，便觉津津汗透，将身中蕴蓄之邪热以渐运出于毛孔，何其快哉！人皆不知此理，急于用肥甘之味以补之，暂时虽精采健旺可喜，不思油腻阻滞经络，邪热不能外出，久久充养完固，愈无出期矣。"庞安常有鉴于此，如所云："凡病新瘥，只宜先进白稀粥，次进浓粥汤，又次进糜粥，亦须少少与之，不得早吃肉食。"旨哉言乎！顾松园云："百合麦冬汤清肺止咳，真柿霜消痰解热。人乳为补血神品，童便为降火仙丹。雪梨生食能清火，蒸熟则滋阴。苡仁汤，肺热脾虚服之有益；淡莲子汤、芡实粥，遗精泄泻最属相宜。扁豆红枣汤，专补脾胃；龙眼肉汤，兼养心脾。鳇鲟鳔、线鱼胶（同猪蹄、燕窝、海参，或鸡、鸭，荤中煮烂，饮汁更佳）填精益髓。凤头白鸭、乌骨鸡，补阴除热。猪肺蘸白及末，保肺止血。以上诸物，病人如已食饭多日，行动自如，方可随宜恒食。"此食补方法之大要也。

3. 气候调理法

气候调理之法，如冬温夏凉，不失时序，即所以自护其身者也。前贤知摄生者，卧起有四时之早晚，兴起有至和之常制，调养筋骨有偃仰之方法，节宣劳逸则有予夺之要则。温凉调节合度，百病不生。《太素经》云："适寒温者，寒无凄凄，暑无出汗，居处毋犯八邪，则身自安矣。不独病后调理如此，平时无病摄生亦当遵此。"兹述四时调理各法，分季列后。

（1）春季

"春三月，此谓发陈。天地俱生，万物以荣，早卧晏起，广步于庭，披发缓行，以使志生。生而勿杀，与而勿夺。此春气之应，养生之道也。"春阳初生，万物发萌，正二月间，乍寒乍热，人有宿疾伏热，春气一动，遂即遄发。又兼去冬薰衣，烘炙御寒，积藏余热，至春而发泄，致体热头昏，咳嗽脘闷，四肢倦怠。如风温春温稍发，不可使行疏利之药，恐伤肺脏，宜用消风泄热和气或凉膈化痰之剂。若病后调养，当此春日融和之际，宜处园林宽敞之处，用撼滞怀，以畅生气。不可兀坐久卧，以郁生化。天气寒暄不一，不可顿去棉衣，逐渐减服。稍寒莫强忍，即仍加衣。不可令背寒，寒即伤肺，致鼻塞咳嗽。肺俞五脏之表，胃俞经络之长，皆勿失寒热之节。春夜卧时，间或用热水盐一撮，洗膝上下至足方卧，能消风邪，利脾气。此春季未病人及病后调理之法也。

（2）夏季

"夏三月，此谓蕃秀。天地气交，万物花实，晏卧早起，无厌于日，使志无怒，使华成实，使气得泄。此夏气之应，养长之道也。"夏季暑气酷烈，烁石流金于外，心火焚炽于内。即或无病之人，亦应独宿淡味，节嗜欲，定心息气，兢兢业业，保身养生。因一风唯夏为疾病之生死关也。试看草枯木落，其汁液尽消竭于夏季，故夏季之病较别季为独多，而夏令调养尤当谨慎。不论无病、病后，如平居檐下、过街、弄堂、无窗屋内，弗纳凉夜卧，勿露卧，勿有汗当风而卧，勿使人扇风取凉。虽大热，不得吃冰水、凉粉、冰淇淋、冷粥、一切生冷、煎炒炙煿、肥腻甜辣诸物。勿用冷水洗面。伏热在身，烈日晒热之衣及汗透之衣皆不可便穿。饱腹受寒，必起霍乱。莫食瓜茄生菜，腹中方受阴气，食凝滞之品，多为痞积。若患冷气痰火之人，尤宜忌之。此夏季未病人及病后调理之法也。

（3）秋季

"秋三月，谓之容平。天气以急，地气以明，早卧早起，与鸡俱兴，使志安宁，以缓秋刑，收敛神气，使秋气平，无外其志，使肺气清。此秋气之应，养收之道也。"秋风虽爽，时主肃杀，万物于此凋伤，顺时调摄，使志安宁。若夏病暑湿将瘥，至立秋后宜善自调摄。秋不宜吐，致脏腑不安。不宜吃炙煿牛猪各肉，及鸡、生鲙、浊酒、陈臭、咸、醋、黏滑难消之物。若夏月好吃生冷，至秋患痢疟。夏月贪凉露卧，非即病霍乱，至秋必成疟疾。勿食新姜，大热损目。勿贪取新凉（凡人五脏俞穴，皆会于背。酷热之后，贪取风凉，此中风之源也。故背宜常暖护之）。凡清晨睡觉，闭目叩齿咽津，搓手熨眼，可以明目。此秋季未病及病后调理之法也。

（4）冬季

"冬三月，此谓闭藏。天地闭藏，水冰地坼，无扰乎阳，早卧晚起，必待日光，去寒就温，勿泄皮肤。逆之伤肾，春为痿厥，奉生者少。此冬气之应，养藏之道也。"斯时陷伏在下，于时为冬，当闭精养神，以厚敛藏。如植物培护于冬，至来春方得荣茂。此时若戕贼之，春升之际，下无根本，枯悴必矣。调理之法，有痰宜吐，心膈多热。所忌发汗，恐泄阳气。宜服药酒滋补。寒极渐加棉衣，不得频用大火烘炙。手足应心，不可以火炙手，引火入心，使人烦躁。冷药勿治热疾，热药勿治冷疾。宜减咸增苦，以养心气。冬月阴气在外，老人多有上热下冷之患，阳气在内，不宜沐浴，勿加热汤，逼令大汗，毛孔不密，易感外邪。不宜早出犯霜，或略饮酒以冲寒气。勿多食葱，亦防发散阳气。此冬季未病及病后调理之法也。

综上所述，四时应候调理，犹关平时摄生。临病调理，病室之气候，亦须寒温适宜，空气流通，使清气能进，浊气可出。室中灯火，尤宜少燃也。吾绍病家习惯，凡病伤寒时疫，素重迷信，最怕鬼祟，不但夜间红烛高烧，即日中于病室床内亦必以多燃灯火为阳光，而满屋皆侍病之人，骈肩并足，交头接耳，七口八啐，汗雾交流。岂知人气最热，灯火最毒，炭气、汗酸、秽气密布满室，清气反失流通。即使无病之人久居此室亦必头目昏晕、胸膈气闷，况在患时病之人乎！口鼻之所吸受，肺胃之所浸淫，往往轻者重，重者即死。此等恶习惯阶之厉也，凡疫皆然，凡病亦皆然。此皆病家乏卫生常识故也。

4. 起居调理法

俞根初认为，患者患病后，常认为疾病的恢复责任在于医生，其实不知道在治疗和恢复过程中，如果居处不合理，身体不清洁，寒温不适宜，卧起不定时，不但无助医家治疗之能力，还会助长病菌之孽生。因此特列出应注意事项，现举隅于下。

（1）整居处

俞根初强调，居处之地，当清洁通风，卧室尽量避免漏风，卧床宜高于地面。如《千金方》云："凡居处不得过于绮美华丽，令人贪婪无厌损志。但令雅素净洁，能免风雨暑湿为佳。又云：凡人居止之室，卧处必须周密，勿令有细隙，致有冷风气得入，久而不觉，使人中风。凡诸室内，有强烈之风吹入，勿强忍久坐，必须起行避之。又云：卧床务高二三尺，则地气不及，邪气不侵。勿阴室贪凉，湿地久坐，免受寒湿新邪。病人卧房宜宽敞，窗户宜开爽，光线宜充满。三者注意室内之空气，常使新鲜，最为病理卫生之至要"。王士雄曰："人烟稠密之区，疫疠时行者，以地气既热，秽气亦盛也。故住房不论大小，必要开爽通气，扫除洁净，庶几清风自来，疫气自然消散。反是则热气浊气，益为疫气树帜矣。凡时疫流行，罹此者每多被褐藜藿之子、荆户蓬室之人，皆由于此。"

（2）洁身体

洁身体、勤摩擦，皆为病后调和血气法。病后之人需常洁面，能使容颜光泽，血气流通。目常宜揩，每静时宜常闭目，能清心安神，或闭目时用两指同时揉按双眼，能祛火。齿宜常洗擦刷拭，以去口秽。腹要常摩，使腹食消磨，秽浊不结。足要常搓，常搓脚心涌泉穴，能去风湿，健步履。睡宜常屈足侧曲睡，不致失精，使不气滞于百节。夏日忌冷水抹脸。

（3）适寒温

首先，凡患病人之衣服必须间日更换，卧床被褥常须清洁，否则反易致邪气滞留不去。病患被褥需冷暖适宜，不可过暖，过暖亦能致病加重，使热郁于内，气不宣达故。病人背要常暖，暖则有不再受风寒。胸要常护，使寒不侵入。忌冷着汗衣，着之侵背伤肺。还察天时之寒暖，分衣服之棉夹，无论未病人及病后皆宜随时注意。热着晒衣，久晒之衣必有热毒。冬日热火烘衣，取快一时，久必生病。凡春水未泮之时，衣宜上薄下厚，养阴收顿加，稍觉暖，又宜暂脱。

（4）调卧起

俞根初强调，卧起之调摄，无论无病人，及病后，若能遵守之，获益必多。首先，卧起需有时，如简庵云："若贪睡则神离，于气无所主，奔溃四溢。饱食勿仰卧，食后勿就寝。"其次，还需根据四时节气调整，如《千金方》云："春欲晏卧早起，夏及秋欲偃息，侵夜乃卧，早起。冬欲早卧而偃起。皆益人"。但早起不宜在鸡鸣前，晚起不宜在日出后。再次，对于睡姿也需讲究，否则容易伤血耗气。如《千金方》云："气力胜正偃卧，睡不厌屈，觉不厌舒。又云：丈夫头勿北首卧，卧勿当梁脊下，卧迄勿留灯烛，令魂魄及六神不安，多悉怨。凡眠先卧心，后卧身。卧迄勿张口，久成消渴及失血。不得久眠，令人失气。又云：夜卧勿覆其头，得长寿，夜卧当耳勿有空吹，久成耳聋。人眠勿以脚悬蹋高处，久成肾虚，及损房足冷。"此外，睡卧的室内条件也需适宜，如《千金方》云："头边勿安火炉，日逼近火气，使头重、目睛赤及鼻干。寒跃坐，暖舒脚眠，峻坐以两足作八字，能去冷，治五痔病。"

综上所述，俞根初之学术特色在于：第一，提出"伤寒，外感百病之总名也"，统一了外感病名和分类，为寒温融合找到突破口；第二，以六经辨证为主体，汇集脏腑辨证、三焦辨证、气血辨证之精华，并与气化学说有机结合，创立了六经气化辨证体系，成为统领寒温的辨证体系；第三，完善了伤寒时病诊法，建立起伤寒感证的诊断程式；第四，确立了伤寒时症治法，丰富"六法"内涵；第五，总结了伤寒时病的用药法式；第六，创制了许多有效的方剂；第七，重视调护，完善了中医调护法。其学术特色，使《通俗伤寒论》成为理、法、方、药、护俱全的统治伤寒时病的诊疗全书。

俞根初

临证经验

一、辨治外感病经验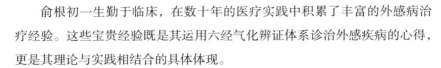

俞根初一生勤于临床，在数十年的医疗实践中积累了丰富的外感病治疗经验。这些宝贵经验既是其运用六经气化辨证体系诊治外感疾病的心得，更是其理论与实践相结合的具体体现。

（一）审因论治

风、寒、暑、湿、燥、火六淫邪气各具不同的特性，其伤人致病则都有相应的规律和特点。正如《金匮要略·脏腑经络先后病脉证》所谓："清邪居上，浊邪居下，大邪中表，小邪中里……风中于前，寒中于暮，湿伤于下，雾伤于上，风令脉浮，寒令脉急，雾伤皮腠，湿流关节。"

俞根初擅悟经旨，亦认为六淫之邪侵袭人体，其病变部位、病证特点、传化规律等都与所触犯的邪气种类有着密切关系。因此，在治疗这些六淫所致的外感疾病时，就必因感受的邪气不同而各有差异。俞根初通过长期的临床实践，总结出了其中的规律。他说："风寒风湿，治在太阳；风温风火，治在少阳；暑热燥火，治在阳明；寒湿湿温，治在太阴；中寒，治在少阴；风热，治在厥阴。"又说："外风宜散……表寒宜汗……伤暑宜清，中暑宜开，伏暑宜下。风湿寒湿，宜汗宜温。暑湿芳淡，湿火苦泄。寒燥温润，热燥凉润，上燥救肺，中燥增液，下燥滋血……实火宜泻。"而且他在《六淫病用药法》里详列各种外邪致病之用药法，如"风病药"："风为百病之长，善行数变，自外而入，先郁肺气，肺主卫，故治风多宣气泄卫，轻则薄荷、荆芥，重则羌活、防风，而杏、蔻、橘、桔尤为宣气之通用。"又如"湿病药"："风湿宜温散以微汗之，通用羌、防、白芷，重则二术、麻、桂"；"寒湿宜辛热以干燥之，轻则二蔻、砂、朴，重则姜、附、丁、桂"；"湿热宜芳淡以宣化之，通用如蔻、藿、佩兰、滑、通、二苓、茵、泽之类，重则五苓、三石"等。

此外，俞根初在阐述伤寒本证、伤寒兼证、伤寒夹证时，均把病因详列于首，以强调审因论治。如"四时偶感寒气、或贪凉冒风"所致小伤寒者，其治当宜辛散轻扬、疏达皮毛以祛邪；"若立冬后，严寒为重，春夏秋暴寒为轻，触冒之者，或露体用力而着寒，或穿脱衣而着寒，或睡卧傍风而着寒"，此为大伤寒之病因，其治法当辛温发表，令邪从汗解；若夏令贪凉、过食冰水瓜果，使"身受阴寒之气，口食生冷之物，表里俱寒者"，为两感伤寒，其治当先温其里，再散表邪。另外，同为伤寒兼疟，有因感受风寒而引发的风寒疟，有因感受暑湿而引发的暑湿疟，病因有别，二者的治疗当然就不尽相同。风寒疟者，先发汗以散风寒，继之以和解除疟；暑湿疟者，先清暑祛湿，继予和解除疟。

（二）明确辨证

辨证论治是中医之精髓，而欲论治准确，必须明确辨证。俞根初根据临床努力实践，创立六经气化辨证体系以及伤寒病证分型等，可谓深得辨证精准之法门。其强调辨证当抓眼目及详辨同证而程度轻重不一等，颇具特色。

1. 六经各证及辨证眼目

俞根初在《六经病证》里分列了六经病证的标证、本证、兼证和中见证，以示辨证之眼目，提示后学辨证首当辨病，辨病当抓主要症状，具体见表1。

表 1 六经病证

病证	主要症状	病机要点
太阳本证	渴欲饮水，水入则吐，小便不利，甚或间短数淋沥，或反小便自利，蓄血如狂	水蓄膀胱

病证	主要症状	病机要点
太阳标证	头痛身热，恶寒怕风，项强腰痛，骨节烦疼	风寒外犯太阳，当辨风中于寒或寒中于风（无汗者寒甚于风，自汗者风重于寒）
太阳中见证	大便溏泄，小便清白，甚则男子遗精，女子带多，腰脊坠痛，痛如被杖，甚或气促而喘，角弓发痉，若目戴眼上视	膀胱与肾相表里，太阳膀胱中虚，当为肾阳亏虚之证。若兼见目戴眼上视为阴液亏耗，阴阳俱损，尤为危候
太阳兼证	兼肺经证，鼻塞流涕，鼻鸣喷嚏，嗽痰稀白，甚则喘而胸满；兼脾经证，肢懈嗜卧，口腻腹泻；兼胃经证，饱闷恶食，嗳腐吞酸	痰气阻肺，肺失宣降，发为肺经兼证；痰湿困脾，清浊不分，发为脾经兼证；兼胃经证则为胃热作祟
少阳本证	目眩咽干，口苦善呕，膈中气塞	少阳枢机不利，郁而不发
少阳标证	寒热往来，耳聋胁痛	胆经郁热
少阳中见证	手足乍温乍冷，烦满消渴，甚则谵语发痉，四肢厥逆	厥阴肝经寒热错杂
少阳兼证	兼胃经证，烦闷恶心，面赤便闭，身痛足冷，斑点隐隐；兼脾经证，四肢倦懈，肌肉烦疼，唇燥口渴，膈中痞满，斑欲出而不出；兼肾经证，耳大聋，齿焦枯，腰背酸痛如折，甚则精自遗，冲任脉动；兼肺经证，喉痛红肿，咳则胁痛，甚则咯血；兼心经证，舌红齿燥，午后壮热，神昏不语，甚则郑声作笑；兼小肠经证，舌赤神呆，语言颠倒，小便赤涩，点滴如稠；兼大肠经证，胸膈硬满而呕，腹中痛，发潮热，大便秘，或反自利	兼胃经证为胆热犯胃；兼脾经证为肝气犯脾，脾失健运；兼肾经证为相火旺动，耗伤肾阴；兼肺经证为木火刑金；兼心经证，为心肝火旺，扰乱神明；兼小肠经证，为热郁小肠，耗液动血；兼大肠经证，为热结成实，腑气不通

续表

病证	主要症状	病机要点
阳明本证	在上脘，咽干口苦，气上冲喉，胸满而喘，心中懊憹；在中脘，大烦大渴，腹实满，手足汗，发潮热，不大便，小便不利；在下脘，日晡所热，谵语发狂，目睛不和，腹胀满，绕脐痛，喘冒不得卧，腹中转矢气，大便胶闭，或自利纯青水，昏不识人，甚则循衣摸床，撮空理线	根据病在上脘、中脘、下脘，辨别病位浅深及病情轻重，认为在上脘，无形邪热郁结气分，病尚浅；在中脘，胃热炽盛，病已重；在下脘，由幽门直逼小肠，且与大肠相表里，胃热上扰心神，下干肾水，病尤深重
阳明标证	先恶寒，后大热，汗自出，不恶寒，反恶热，目痛鼻干，不得眠，或多眠睡	气分热盛
阳明中见证	四肢烦疼，口腻而淡，脘腹痞满，便如红酱，溺短数热，甚或小便不利，便硬发黄，黄色鲜明，或斑点隐隐，发而不透，神识模糊，躁扰异常	湿热蕴结中焦
阳明兼证	兼肺经证，头胀心烦，脘闷嗽痰，痰色黄白相兼，喉燥渴饮。若热壮胸闷，呕恶足冷者，将发痧疹。若胸胁滞痛，咳嗽气喘者，肺多伏痰。兼心经证，嗌干舌燥，口糜气秽，欲寐而不得寐，或似寐而非寐，甚则郑声作笑，面色娇红。兼肾经证，口燥咽干，心下急痛，腹胀便闭，或自利酸臭水。兼包络证，口燥消渴，气上冲心，膈上热痛，神昏谵语，甚或晕厥如尸，口吐黏涎。兼肝经证，脘中大痛，呕吐酸水，或吐黄绿苦水，四肢厥逆，泄利下重，或便脓血，甚则脐间动气，跃跃震手	兼肺经证为伏痰郁肺，郁而化热。兼心经证，为热扰心神
太阴本证	腹满而吐，食不下，时腹自痛，自利不渴，即渴亦不喜饮，胸脘痞满，嗌干口腻，热结则暴下赤黄，小便不利。若腹痛烦闷，欲吐不吐，欲泻不泻，多夹痧秽	脾阳亏虚，湿困脾阳，或湿郁化热，阻滞中焦

病证	主要症状	病机要点
太阴标证	四肢倦怠，肌肉烦疼，或一身尽痛，四末微冷，甚则发黄，黄色晦暗	湿热中阻，湿重于热
太阴中见证	腹痛痞满，呕吐不纳，大便胶秘，小溲不利，或下赤黄，或二便俱闭，发黄鲜明	湿热中阻，热重于湿
太阴兼证	兼心经证，神烦而悸，汗出津津，似寐非寐，或不得卧；兼肝经证，心中痛热，饥不欲食，食即呕酸吐苦，胸胁满疼，甚则霍乱吐泻	兼心经证，为热扰新神；兼肝经证，为寒热错杂
少阴本证	肢厥四逆，腹痛吐泻，下利清谷，引衣蜷卧，喜向里睡，甚则面赤戴阳	少阴阳虚，阴盛格阳
少阴标证	肌虽热而不甚恶热，反畏寒战栗，面赤目红，咽痛舌燥，胸胁烦闷而痛，痛引腰背、肩胛、肘臂、泄利下重，甚或躁扰呓语，自汗指厥	阳虚阴盛于下，格热循经上犯
少阴中见证	手足厥冷，身反不恶寒，下利清谷，腹痛干呕，面色娇红，咽痛口燥，渴而饮，饮而吐，吐而复渴，甚则烦躁欲死，扬手掷足，或欲坐卧水中	阳虚阴盛，格阳于外，里寒外热
少阴兼证	兼肺经证，微见恶寒，发热不已，咳嗽不渴，咯痰稀白，身静蜷卧，似寐非寐；兼心包证，初起发热，即神呆不语，欲寐而不得寐，心烦躁扰，口干舌燥，欲吐黏涎而不吐，身虽热，仍欲暖盖，或目睛上视；兼脾经证，初虽头痛恶寒，继即发热不止，口燥而渴，一食瓜果即腹痛自利、脘满而吐；兼肝经证，初起口干舌燥，心烦恶热，即吐泻如霍乱，陡然神识昏昧，虽醒似睡，手足瘛疭	兼肺经证，为肺阳亏虚，寒痰闭郁；兼心包经证，为心窍被闭，神志昏谵；兼脾经证，为中阳亏虚，脾湿内盛；兼肝经证，胆热扰神，筋脉失濡
厥阴本证	口渴消水，气上冲心，心中痛热，饥不欲食，食则吐蛔，泄利下重，误下则利不止，或便脓血，甚则晕厥如尸，手足瘛疭，体厥脉厥，舌卷囊缩，妇人乳缩，冲任脉动跃震手	厥阴寒热错杂

续表

病证	主要症状	病机要点
厥阴标证	手足厥冷，一身筋挛，寒热类疟，头痛吐涎，面青目赤，耳聋颊肿，胸满呕逆，甚或男子睾丸疝疼，女人少腹肿痛	阴寒凝滞肝经
厥阴中见证	头晕目眩，口苦耳聋，乍寒乍热，寒则四肢厥冷，热则干呕渴饮，呕黄绿水，或吐黑臭浊阴，或兼吐蛔，甚则蛔厥，两胁串痛，或痉或厥	热郁胆经，寒凝肝经
厥阴兼证	兼肺经证，气咳痰黏，胸痛串胁，甚则咯血，或痰带血丝血珠；兼心经证，舌卷焦短，鸦口噏嘴，昏不知人，醒作睡声，撮空上视，面青目紫；兼脾经证，脘满而吐，腹痛自利，四肢厥逆，渴不喜饮，面色萎黄，神气倦怠；兼胃经证，胸脘满闷，格食不下，两胁抽痛，胃疼呕酸，饥不欲食，胃中嘈杂；兼肾经证，面色憔悴，两颧嫩红，喘息短促，气不接续，手足厥冷，腰膝酸软，男子足冷精泻，女子带下如注	兼肺经证，为肺热动血；兼心经证，为热扰神明；兼脾经证，为阳虚湿困；兼胃经热，为胆热犯胃；兼肾经证，为阳损及阴，阴阳俱损

在"大伤寒"的辨治中，俞根初还从"三化"论出发，详细阐述了各经病证之治本标证，法当清泻肝火，清肝达郁汤主之。少阳本证，"寒轻热重，口苦膈闷，吐酸苦水，或呕黄涩而粘，甚则干呕呃逆，胸胁胀疼，舌红苔白，间现杂色，或尖白中红，或边白中红，或尖红中白，或尖白根灰，或根黄中带黑，脉右弦滑，左弦数。此相火上逆，少阳腑病偏于半里证也。法当和解兼清，蒿芩清胆汤主之。"太阳中见证，"发热身痛而头不痛，唯腰背坠痛，痛如被杖，大便不实，小便清白，恶风怕冷，神静倦卧，四肢微急，舌苔淡红而润，或白而胖嫩，脉沉而微。此太阳未解少阴先溃。"治以桂枝附子汤。这些都是俞根初对同病异证的辨证论治经验，体现了"有是证，用是方，用是药"的辨证治疗思想。

2. 论治当别轻重浅深

中医虽有"有是证，用是方，用是药"的明训，但俞根初在临床实践中深感同证之下尚有证情轻重的不同，其治疗自当同中有异。究其原因，同一病证之证情有轻重，是因为病人的体质不同、正气强弱不一、感邪轻重有异等，才导致所化有轻重之别。俞根初据此，对证之相同者，详审病邪对人体损害的具体部位及程度，细辨所化之轻重而分别治。如少阳证，均当用和解法，但随病邪之深浅，所化病证之轻重不同而治疗又有所差别：若外感之邪初传少阳，逆于胸胁致痞满不通，或痛或哕者，用柴胡枳桔汤轻剂和解少阳；若少阳证表里证俱重，症见恶寒重、身无汗、发热亦甚、口渴恶热者，以和解表里重剂柴芩双解汤治之；若少阳证，热重寒轻者，则用新加木贼煎，和解偏重清泻。又如"大伤寒"之少阴阳明证，虽同属少阴与阳明合病，但俞根初又细辨为"外邪初陷于心胃之间""少阴邪从火化合阳明燥化"及"少阴少火悉成壮火合并阳明燥热"三个证情程度不等的轻、重、危证，进而"随证治之"："轻者，阳明病外证未解，不先辛凉开达而下之，则胃中空虚，客热之气乘虚而内陷心包胃络之间，轻则虚烦不眠，重即心中懊恼，反复巅倒，心窝苦闷，甚或心下结痛，卧起不安，或心愦愦怵惕烦躁，间有谵语，饥不能食，但头汗出，舌苔白滑微黄，或淡黄光滑，或灰白不燥，脉左寸细搏数，或两寸陷下，右关弦滑。此外邪初陷于心胃之间，乃包络热郁之闷证也。法当微苦微辛，轻清开透，连翘栀豉汤主之。开透后，包络血液被邪热劫伤，往往血虚生燥，心中不舒，愦愦无奈，间吐黏涎，呻吟错语，舌底绛而苔白薄，扪之糙手，脉右寸浮滑，左寸搏动，急急濡液涤涎，宣畅络气，五汁一枝煎清润之。重者少阴病，口燥咽干，心下痛，腹胀不大便，或自利清水，色纯青而气臭恶，舌深红，苔黑燥而厚，脉右沉数而实，左细坚数搏。此少阴邪从火化，合阳明燥化而成下证也，法当急下存阴，大承气汤加犀角（一钱）、鲜生地（一两）峻泻之。危者少阴病，热陷神昏，似寐如醉，谵语妄笑，甚至不语如尸，六七日至十余日大便不通，腹热灼手，小便赤涩涓滴，脉沉弦而涩，按之牢坚，左小数坚搏。此少阴少火悉成壮火，合并阳明燥热而成下证也，急急开泄下夺，泻燎原之邪火，以救垂竭之真阴，犀连承气汤加西黄（五分）、麝香（五厘）急拯之。"

综上可见，俞根初诊治疾病非常注重辨证论治，他依据六经气化辨证体系，从临床实际出发，不仅进行病的辨证，还要求辨明证之轻重偏倚，使治疗能够扣准病机，更加有效。

（三）重视辨病

中医辨病论治的思想早在《内经》就已发端，《素问》中就以病名作为篇名，并列治病之十三方；仲景在《伤寒杂病论》中则更是明确以"辨××病脉证并治"作为篇名，提示辨病的重要性。因为证是疾病过程中处于一定阶段的病因、病位、病性、病势的概括，反映疾病当前的本质，所以辨证有利于抓住疾病当前的主要矛盾；而病则是对疾病全过程的特点和规律所做的概括和抽象，每一种疾病都有其自身的发生、发展规律，故辨病有利于抓住疾病的基本矛盾。因此，为了提高治疗的有效性，辨病与辨证同样重要，不可偏废。俞根初之《通俗伤寒论》，首先把外感百病统称为"伤寒"，谓"伤寒为外感百病之总名"，"仲景著《伤寒杂病论》，以伤寒二字统括四时六气之外感证"；并以六经病统论伤寒；然后将伤寒分为"伤寒本证""伤寒兼证""伤寒夹证""伤寒复证""伤寒坏证"，虽名为"证"，但实是病种分类；最后在各自的章节里详列其具体分型的因、证、脉、治，这里面的"证"才是"辨证论治"意义上的证，故谓"以六经钤百病，为确定之总诀"。可见，俞根初辨治外感病均是以经统病、按病析证、随证论治的，体现了俞氏既注重辨证论治，又提倡辨病为先的精神。俞根初还谓"以三焦赅疫证"，其实也在强调中医辨证论治，无论伤寒或杂病，亦或温病，都当重视明辨疾病的共性特点，确定治疗的总方向。其虽倡导伤寒六经，但也认识到绍兴地处江南，气候温暖，异于北方，故患时病者不但多湿，而且多热，容易"火化"，常常湿热互结，故湿热病最占多数，常以清渗宣透为大法，如藿朴夏苓汤之属，再根据具体证候不同化裁加减。

（四）治外感重视阳明

俞根初的"三化"学说，阐明了外感病的传化规律。此学说认为足阳明胃对外感病的演变趋势有着直接的影响，故《六经总诀》中说："凡勘外感，必先能治伤寒，凡勘伤寒，必先能治阳明。"可见，俞根初将阳明摆在了外感证治的首要位置，其主要体现在以下两方面。

1. 外感证治以阳明为要

俞根初在《六经总诀》中说："凡伤寒证，恶寒自罢，汗出而热不解，即转属阳明之候。当此之时，无论风寒暑湿所感不同，而同归火化。"此即外感言风、寒、暑、湿等六淫邪气均可从火化而见阳明证，因而阳明证在外感病中出现最多。俞根初在论述"大伤寒"的辨治时又说："邪传阳明胃腑，其证甚多，以水谷之海，各经皆禀气于胃也。故病有太阳阳明，有正阳阳明，有少阳阳明，有太阴阳明，有少阴阳明，有厥阴阳明。其证有热结、痰结、水结、发黄、蓄血、液枯、正虚之各异。"此论说明：由于胃为水谷之海、气血生化之源，诸经皆禀气于胃，不仅他经之受邪易传入胃，胃经受邪也易传至他经，故阳明最多兼证。俞根初在"大伤寒"中还说："邪热传入胃经……外而肌腠，内而肝胆，上则心肺，下则小肠、膀胱，无不受其蒸灼。"而《灵枢·动输》有言："胃为五脏六腑之海，其清气上注于肺……胃气上注于肺，其悍气上冲头者，循咽，上走空窍，循眼系，入络脑。"因此，邪热传入胃经，致阳明热炽，最易耗损肺胃真阴，蒸灼脑窍，出现神昏发痉之危证。总之，可以说外感疾病以阳明证最多见，且兼证、危重证多，危害极大，这也是俞根初辨治外感首重阳明的原因。

俞根初对外感病阳明证的治疗，既宗张仲景辛凉甘润、急下存阴之法，又巧妙结合后贤诸家的治法而有所发明，颇具特色。

治阳明标证（经证），俞根初虽宗张仲景用辛凉甘润法，但强调此时胃火为浮游之火，宜轻清透络以散邪热，以新加白虎汤治之（详见"治火化证"）。

治阳明兼证，则紧扣病机，多方并用：俞根初根据相兼经脉的病变特点，常常两方甚至多方合用，或加减化裁成方，以求切中病机。如太阴阳明证属肺胃合病者，因其人素有痰火内蕴，外感寒邪，一旦转属阳明，便致肺气上逆，症见咳嗽咯痰、痰黄厚或白而黏、胸膈满痛、神昏谵语、腹满胀痛、便闭尿涩、舌苔黄滑而糙、脉滑数。此乃"肺中痰火与胃中热结而成"，法当肺与大肠并治，方用陷胸承气汤（即小陷胸汤与小承气汤的合方），既泻肺中痰火，又去阳明腑实，而正中本证病机。

治阳明危重证，则综合运用寒温两派治法，力挽狂澜。俞根初根据阳明腑实，邪热易耗损真阴，上犯蒸脑的特点，综合运用仲景之急下存阴法与叶天士之清营凉血、解毒开窍法治疗。如对少阴阳明重证，症见口燥咽干、心下痛、腹胀不大便，或自利清水、色纯青而气臭恶、舌深红、苔黑燥而厚、脉右沉数而实、左细数，治以大承气汤加犀角、鲜生地，大承气急下存阴，犀、地清营解毒、凉血滋阴，共防邪热更入厥阴心包经转为危候；对少阴阳明之危证，症见热陷神昏、似寐如醉、谵语妄笑，甚则不语如尸、六七日至十多日大便不通、腹热灼手、小便赤涩涓滴、脉沉弦而涩、按之牢者，急治之以犀连承气汤加西黄、麝香，亟亟开泄下夺，以泻燎原之邪火，挽救垂竭之真阴。

2. 他经之治须藉阳明

俞根初认为，阳明胃经对外感病的传化有直接的影响，其强弱往往决定了其余五经病变的转归，因而在治疗这五经的病证时亦必藉阳明胃之力。故他在《六经治法》中云："邪在太阳，须藉胃汁以汗之；邪结阳明，须藉胃汁以下之；邪郁少阳，须藉胃汁以和之；太阴以温为主，救胃阳也；厥阴以清为主，救胃阴也；由太阴湿盛而伤及肾阳者，救胃阳以护肾阳；由厥阴风热而伤及肾阴者，救胃阴以滋肾阴，皆不离阳明也。"兹逐一阐述如下。

（1）太阳证须注重养胃液、扶胃气

风寒外袭，首犯太阳，邪客太阳，需藉发汗以外达，而汗液来源于胃运化之津液，故俞根初说："邪在太阳，须藉胃汁以汗之。"若胃阴不亏，直须发汗以祛邪；若胃阴不足，则必须养胃液以资汗源，而助发汗祛邪。如对阴虚外感风温者，见头痛身热、微恶风寒、咳嗽、咽干痰结等症，用加减葳蕤汤治疗。方中玉竹滋胃阴为君；薄荷、桔梗、豆豉、葱白辛凉发汗、疏风解表为臣；甘草、大枣既助玉竹滋胃阴，又助胃气升发清阳以助作汗，祛邪外达。又如虚人触犯风温及妇人产后感冒用七味葱白汤治疗，方中葱白、豆豉、生姜发汗解表；生地、麦冬滋阴养血；葛根益胃生津可资汗源，且能升发脾胃清气以助作汗。正如何秀山所勘："凡夺血液枯者，用纯表药全然无汗，得此阴气外溢则汗出。"

（2）少阳证须注重恢复胃汁的正常生化

张仲景制小柴胡汤治疗少阳证，以半夏、生姜和胃阳以助胃化汁；人参、甘草、大枣壮胃气以助作汗，配合柴胡之升散、黄芩之降泄，共同和解少阳，令上焦得通，津液得下，胃气调和，不强发其汗，却能自得微汗出而解。然方中参、草、枣皆为里气先虚而设，若里气不虚，则反助邪为虐。俞根初悟得此中精义，认为"邪郁少阳，必藉胃汁以和

之"，若里气先虚者，直取仲景之和解法，而里气不虚者，则以恢复胃汁正化为要。

少阳胆经，内藏胆火，故邪传少阳，横逆犯胃，最易煎灼胃中津液，使其不归正化而为痰湿，复与邪结，阻碍气机，进而使少阳之邪留滞不去。故清泻胆中邪热、祛除胃中痰湿、宣通上焦气机，恢复胃中津液的正常生化，令邪无所依，是治疗少阳证里气不虚者之正法。俞根初据此，创制蒿芩清胆汤，方中青蒿、黄芩清解胆火，半夏、竹茹和胃化痰，枳壳、陈皮宣畅气机，茯苓、碧玉散可导湿热下行以助蒿、芩清火，夏、茹化痰。本方充分体现了俞根初于少阳证治注重恢复胃汁常化的学术思想。

（3）太阴证须注重温化湿邪、扶胃阳

手太阴肺为蓄痰之器，足太阴脾为生痰之源，所以太阴最多痰湿之证，而痰湿源自胃中不归正化之津液。因此，治疗太阴证必须温化胃中湿浊、扶助胃阳，使胃中之津液归于正化以濡养五脏六腑、四肢百骸，进而抗御病邪。如邪传太阴经证，症见体痛肢懈、手足微厥、肌肉烦痛、午后寒热、头胀身重、胸脘痞满、嗌干口腻、舌苔白腻浮滑、脉濡等，以藿香正气汤治之，方中半夏、陈皮、厚朴就是温中化湿之品。又如，对湿温初起之湿重热轻或湿遏热伏证，治以大橘皮汤，方中陈皮、苍术辛香苦温便是为燥湿暖胃而设。

（4）少阴证须注重救胃阳以护肾阳

肾为先天之本，"足少阴肾经主生阳，中藏寒水"。若邪传少阴，从水化寒，多致肾阳亏虚。而脾胃为后天之本，生化气血濡养五脏六腑、四肢百骸，并充养后天。因此，欲治先天必假后天，欲护肾阳必先救胃阳。如治疗太阳寒邪内陷少阴脏证，症见上吐下利、恶寒蜷卧、但欲寐、脉沉弱等，治以附子理中汤加肉桂、云苓，以附子、肉桂、干姜温阳，云苓、白术健中，人参、甘草培补胃气以护肾阳，生姜汁温化阴浊而温通胃阳。何秀山在附子理中汤后按曰："妙在干姜温太阴之阴，即以生姜温阳明之阳，使参、术、姜、附收功愈速成。"

（5）厥阴证须注重养胃阴以滋肾阴

足厥阴肝，内藏相火，肝肾同源，邪传入厥阴肝，最易导致相火妄动，灼伤肝肾之阴。而肝肾之阴有赖后天胃阴之濡养，若胃阴实则能制肝中相火，而使邪热外达，从少阳而散；若胃阴虚，则肝中相火蒸灼肾阴，耗竭肾水。故俞根初治厥阴证，强调养胃阴以滋肾阴，常用白芍、生地、生甘草等酸甘化阴之品，不过用滋腻，以免滞脾碍胃。如治疗厥阴热极动风之羚角钩藤汤，就用了白芍、生甘草、鲜生地滋养胃；治疗热病后期阴虚风动之阿胶鸡子黄汤，也用了生地、白芍等，亦体现了这一思想。

（五）治外感重视开郁

俞根初认为，伤寒感证虽千变万化，但究其根本不过是"一气之通塞耳，塞则病，通则安"，故提出"凡伤寒病，均以开郁为先"，并指出，"如表郁而汗，里郁而下，寒湿而温，火燥而清，皆所以通其气之郁也"。

俞根初认为，风邪袭人，必先郁肺气，故治风邪犯表宜用宣气泄卫药，轻则薄荷、荆芥，重则羌活、防风，而杏仁、蔻仁、橘皮、桔梗尤为宣气之通用；而寒邪侵袭，虽宜汗宜温，但尚应视病变部位之不同佐以理气疏郁之品，如上焦佐生姜、蔻仁，中焦佐厚朴、草果，或丁香、花椒，下焦佐小茴香、沉香，或吴茱萸、乌药，以辛香开郁，逐邪外出。此外，治疗风湿，俞氏常用温散之品微发其汗，通用羌活、防风、白芷，重则白术、苍术、麻黄、桂枝，令风邪随汗而散，湿郁随汗而解；治疗湿热，则以芳淡之品宣化之，通用蔻仁、藿香、佩兰、滑石、木通、茯苓、猪苓、茵陈、泽泻之类，辛香疏气以解热郁，甘淡渗湿以除湿遏；治疗燥病，虽有凉燥、温燥之分，治有温润、凉润之异，但俞根初认为宣气达郁则一，通用桔梗、橘皮、杏仁、瓜蒌皮等；治疗火郁者，宜发，发则火散而热泄，轻扬如葱白、豆豉、薄荷、连翘，升达如升麻、葛根、柴胡、川芎以发散之。

此外，尤须注意的是治疗温病热证，俗医往往急于清火，而忽于里滞，不知疏郁导滞，一味极力凉解而反成冰伏。俞根初深知其害，在治法上不仅局限于清泻火毒，更注重开郁除积。其创制的枳实导滞汤足资证明，本方以小承气合黄连、槟榔为君，苦辛通降，善导里滞而泻火解毒，佐以连翘、紫苏宣上，山楂、神曲疏中，木通导下，令开者开，降者降，温邪火毒自可透发而不致内郁猖獗。

由此可见，俞根初这种重视开郁治疗的观点，实得外感证治之精要，值得传承发扬。

（六）治火化证

俞根初认为，四时感证，传变虽多，但不越火化、水化与水火合化三端，且在病邪转属阳明之后，"无论风寒暑湿，所感不同，而同归火化"。并认为浙绍一带患者，"火化多于水化"，因为绍地卑湿，最易使邪气恋滞，郁遏化火。火化证，主要是胆、胃、肝或心包之实火证，即所谓"从火化者，多少阳相火证、阳明燥热证、厥阴风热证。"

对火化证的治疗，俞根初法宗张仲景，旁取叶天士，经验颇丰，富有特色，主要体现在以下几个方面。

1. 用药轻清宣透

俞根初说："风寒在下，燥热在上，湿气居中，火游行其间。"即《素问·五运行大论》所谓"火游行其间"，是指尚未与大便、痰浊、水饮、瘀血结聚的火热之邪弥漫于身体内外，正如俞根初对邪热传入胃经的描述："外而肌腠，内而肝胆，上则心肺，下则小肠、膀胱，无不受其蒸灼。"根据火热病邪的这一特性，俞根初在治疗火化证时，多采用透络散火法，以辛凉轻清之品宣透浮游之火热。如治疗邪入少阳之寒轻热重证，方用新加木贼煎，除以木贼清解少阳半表之邪，栀子、桑叶、丹皮凉解少阳半里之热外，更以鲜葱白、淡豆豉、荷梗等轻清透达、辛香流气之品宣散浮游之火。又如治疗阳明经证，火热充斥内外，方用新加白虎汤，白虎汤可外清肌热，内清脏腑，但火热太盛，俞根初尚嫌白虎透达之力不足，故新加薄荷、竹叶、桑枝、葛根等以辛凉疏郁，轻清宣透浮游邪火，又加益元散导热从小便而出。如此宣上、清中、导下共用，方能迅速扑灭充斥阳明经的火热病邪。

对于结聚之火，即火热与大便、痰浊、水饮、瘀血等有形实邪相互结聚者，俞根初施治仍然佐以轻清透络之品。因为这样，对未完全结聚者，能使其消散；对已胶结者，亦可使其松解，从而易于祛除。如治疗火与痰瘀互结之邪陷心包证，俞根初创清宣包络瘀热法，制玳瑁郁金汤，不仅以野菰根、竹叶、灯心草煎汤代水煮药，取其轻宣透络以散浮游之火，防止火与痰瘀相结，方中还用了青连翘、鲜菖蒲汁等质地轻清、辛散走窜之品，使胶结于心包的痰瘀火热被松解透泄。此外，犀地清络饮、羚角三汁饮均用了鲜茅根、灯心草煎汤代水煮药，亦是此意。

2. 注重祛除内生之邪

俞根初在《六经总诀》中说："所伏之邪，在膜原则水与火互结，病多湿温；在营分则血与热互结，病多温热。邪气内伏，往往屡夺屡发，因而殒命，总由邪热炽盛，郁火内熏，血液胶凝，脉络窒塞，营卫不通，内闭外脱而死。"从中可以看出，火热之邪易与痰浊、水饮、瘀血等内生之病理产物互结，胶着难去，相兼为患而愈发猖獗，正如薛生白《湿热病篇》所言："热得湿而愈炽，湿得热而愈横。"故俞根初治疗火化证时，十分注重治疗内生之邪，拔除邪热依附之所，令热无附而成孤邪以利速解（其实前述俞根初运用轻清宣透之药，一部分也是出于此意）。

如俞根初治疗伏暑内陷入厥阴心包，与痰瘀互结，酿生厥阴风火，扰乱清窍，致痉厥并发，终日神昏不语或错语呻吟之危候，用犀羚三汁饮。方中除用清热凉血、息风开窍之品外，还用天竹黄、皂角刺、淡竹沥、鲜菖蒲汁、生藕汁等轻宣辛窜之品直达病所，消痰逐瘀以助除火，恢复神窍横通四布之常。又如，下焦蓄血急证，系由瘀热结于血室，瘀热不去，反上蒸心脑，症见谵语如狂、小腹窜痛、带下如注、腰痛如折、大便秘结等，俞根初制桃仁承气汤治之，本方以仲景桃核承气汤去桂枝，合犀角地黄丸加失笑散而成，祛瘀之力峻猛，急除下焦瘀滞，使邪热无所依附而速解。

3. 根据脏腑特性而治

俞根初创立六经气化辨证体系，紧密结合了脏腑辨证，并对脏腑的特性有所发挥，而脏腑特性又密切关乎外感病的发生、传化和转归，因此临床辨治外感病时不可忽视脏腑的特性。俞根初治疗阳明胃火、厥阴肝火、厥阴心包之火证时，尤为明显地体现了这一点。

对于阳明胃火证，俞根初根据胃为十二经之海，五脏六腑皆禀气于胃的理论，认为"外而肌腠，内而肝胆，上则心肺，下则小肠、膀胱，无不受其蒸灼"，故治疗须注意轻清透泻浮游之火热，已如前述。

在辨治厥阴肝火方面，俞根初根据肝主疏泄，内寓相火，喜条达恶抑郁的特性，强调清泻肝火时须始终注意疏肝达郁。如对症见一身筋挛、寒热如疟、手足乍寒乍热、胸满而痛的厥阴标证，治以清肝达郁汤，或用四逆散加香附、川连、桑枝、郁金，前者用柴胡、薄荷、青皮、青橘叶等疏肝达郁，后者用柴胡、香附、桑枝、郁金，亦为疏肝而设。再如治疗厥阴阳明证之轻、重、危证，轻者以六磨饮子去木香加郁金治之，重者用白虎承气汤加郁金治之，二者都不离郁金，其依据肝主疏泄之特性施治的意图可知。至于危者，治疗虽"宜先刺要穴出血，以开泄其血毒，再灌以紫雪，饮以飞龙夺命丹，以开清窍而透伏邪。"此虽未明确运用疏肝之法，但这仍是根据肝藏血之特性而施治，且通过刺要穴出血使肝血外达，令血毒得泄的同时，因气随血行，故同样有解除肝郁之功。

俞根初认为，"手厥阴为包络，内含胆火，主行血通脉"，若邪入手厥阴从火化而成心包火热证，阻碍血脉通行，血津运行不畅，复受火热炼灼易成痰浊、血瘀，而邪热再与痰浊、瘀血相结则更为肆虐。故俞根初治疗厥阴心包火热证，除用清热凉血药外，还常配以辛香流气之品化痰行瘀。如治疗心包热盛，灼血为瘀，瘀塞心孔之神昏，俞根初治以清宣包络瘀热法，制犀地清络饮，方中就用了桃仁、丹皮、赤芍活血化瘀，生姜汁、淡竹沥、鲜菖蒲汁辛润涤痰。又如，清宣包络痰火之玳瑁郁金汤，方中也以生姜汁、淡竹沥、鲜菖蒲汁辛润滑痰，郁金幽香通气、活血化瘀。这些经验均体现了俞根初治疗心包火热证善于结合厥阴心包络的病理生理特点而施治。

综上所述，俞根初治疗火化证善用轻清透络之品，重视祛除内生之邪，长于根据脏腑病理生理特性施治，的确是难得的临床实践经验，对外感病火化证的临床治疗有一定的指导意义，值得借鉴。

（七）治水化证及水火合化证

俞根初辨治外感病之"三化"证，均以其"三化"学说作为基本的指导理论，所以都有注重祛除内生之邪、根据脏腑特性而治等治疗特点。但由于与水化、火化、水火合化相关联的脏腑不同，各脏腑之虚实状态有异，内生之邪不一等因素，因而在治疗上又有所区别。

寒化证与阳明胃、太阴脾、少阴肾最为相关，并以脏腑功能低下、水湿内停为特点，故俞根初论治寒化证，根据脏腑特性而治的经验是：阳明宜温散、温化，太阴宜温健，少阴宜峻补。如治疗太阳表寒虽解而阳明中有水气证，呕多者用吴茱萸汤，重用生姜温散胃中水气；利多者则用胃苓汤温中化气。又如，邪传太阴脏证，症见口淡、呕吐清水、大腹痞满、满而时痛、自利不渴、渴不喜饮、小便短少色白，甚则肢厥自汗、神倦气祛、舌苔黑滑、脉沉濡无力等，用香砂理中汤温健脾阳。再如，太阳寒邪内陷少阴之下焦虚寒证，症见上吐下泻、恶寒蜷卧、但欲寐，或微烦、身重痛、口中和、手足冷、小便白、苔白滑舌胖嫩、脉沉微欲绝等，治以附子理中汤加肉桂、云苓壮肾阳以化水气；若服药后，下利虽止，反自汗大出、筋惕肉瞤、目眩心悸、振振欲擗地者，是孤阳从外而亡，急予真武汤回阳摄阴；若下利既止，而头目晕眩、时时自冒、痰涌喘息、两足冰冷者，是孤阳从上而脱，急予新加八味地黄汤镇元纳阳。

俞根初治疗水火合化证亦具特色：其一，辨水化、火化之主次论治。如"阳经表邪传入太阴，往往脾湿胃热相兼"，俞根初详辨其水化、火化的主次，分为湿重于热、热重于湿、湿热并重、湿热俱轻四型分别治之；其二，根据脏腑特性，明确水火之间的关系，抓住根本施治。如邪传入少阴脏证，俞根初根据"手少阴心主热气，中藏君火，足少阴肾主生阳，中藏寒水"，详审水火之间的关系，将其分作"水为火灼""火为水遏""水火互结"三型，分别治以壮水制火法（用阿胶黄连汤）、达郁通阳法（用加味四逆散）、滋水泻火法（用猪苓汤）。

（八）辨伤寒疑似证

俞根初说："治伤寒何难？治伤寒兼证稍难，治伤寒夹证较难，治伤寒复证更难，治伤寒坏证最难。盖其间寒热杂感，湿燥互见，虚实混淆，阴阳疑似，非富于经验，而手敏心灵、随机应变者，绝不足当此重任。"此虽论伤寒（外感百病）证治之难易，但从中实可看出辨别疑似证才最具挑战，非精于临床实践者"绝不足当此重任"。俞根初诊断疑似病证的经验，主要有以下两点。

一是重舌脉。俞根初说："切脉辨舌，为临证断病、医生行道之必要，证有疑似凭诸脉，脉有疑似凭诸舌。"可见，辨别疑似证，察舌观脉至关重要。

二是察独见。俞根初说："虚中夹实虽通体皆现虚象，一二处独见实证，则实证反为吃紧；实中夹虚，虽通体皆现实证，一二外独见虚证，则虚证反为吃紧。"可见其辨疑似证，常以"独见"证为辨识之眼目。

二、辨治杂病

俞根初虽以诊治伤寒感证著称，但其主张"以六经钤百病"，已然将杂病囊括其中，而且他认为："善治伤寒者，其致力虽在杂病未研之先，而得心转在杂病悉通之后。"所以，俞根初亦悉通杂病辨治。当今，浙江中医药大学连建伟教授，就认为俞根初实际"不仅熔伤寒、温病一切感证之理法方药于一炉，且合内伤杂病之理法方药于一体"，可谓是"伤寒中有杂病，杂病中有伤寒"。

的确，俞根初通过拓展六经的内涵，并将气化学说与脏腑生理病理紧密联系起来，这一学术思想就决定了其制方用药必然以脏腑特性为基础，故俞根初所制之方亦可治疗杂病。其次，俞根初将六经辨证、脏腑辨证、气血辨证融入六经气化辨证体系，将五脏六腑、经络、气血津液、四肢百骸视为一个有机整体，以"三化"学说来概括疾病演变规律、阐明病机，用六经病证来描述错综复杂的疾病临床表现，即所谓"百病不外六经"。而当外感病日久，损伤脏腑经络的功能，则多演变为杂病或者外感兼杂病。俞根初虽不提杂病字眼，而都以六经气化辨证体系辨治，实际上已为以六经气化辨治杂病做了有益的探索。此外，俞根初治疗外感时，充分考虑了患者的体质禀赋、饮食嗜好、情志偏倚等多种因素，故《通俗伤寒论》许多关于伤寒感证的诊治论述中实际蕴有丰富的治杂病经验。

正如绍派医学后贤何廉臣所言："先祖谓伤寒专科，必先通杂证，而后能善治感证。今观俞氏方法，益信而有征。"但需说明的是，俞根初对杂病的诊治经验在其书并无单独篇章记述，而是被揉在辨治伤寒感证的方论之中，这也是俞根初有失妥当之处，不过这对其杂病诊治经验的挖掘无太大影响。

（一）肺系疾病

1. 咳嗽

《素问·咳论》曰："五脏六腑皆令人咳，非独肺也……肝咳之状，咳则两胁下痛，甚则不可以转，转则两胠下满。"肝脉布胁肋而上注于肺，若肝火偏亢，往往循经犯肺，耗伤肺阴，炼津为痰，令肺气宣肃失节，肺气上壅发为咳嗽喘满；木火刑金，灼伤肺络，可有胸胁满痛、身难转侧、咳嗽咯血或痰中带血等症。俞根初针对上述病变，确立清肝保肺法，治以桑丹泻肺汤。何秀山解释说："方中桑叶、丹皮辛凉泄肝火为君，桑皮、地骨皮泻肺中伏火，竹茹、川贝涤肺中之痰为臣，佐以炙甘草、粳米，温润甘淡，缓肝急以和胃气，使以金橘饼、大枣，微辛甘润，畅肺气以养肺液，合而为清肝保肺、蠲痰调中止咳之良方。"此论确为经验之谈，可资后学。

2. 肺痈

《灵枢·痈疽》云："寒邪客经络之中，则血泣，血泣则不通，不通则卫气归之，不得复反，故痈肿；寒气化为热，热胜则腐肉，肉腐则为脓。"又说："营卫稽留于经脉之中，则血泣而不行，不行则卫气从之而不通，壅遏而不得行，故热。大热不止，热胜则肉腐，肉腐则为脓……

故命曰痈。"因此，肺痈亦是由于各种因素导致热毒瘀结在肺，使肺叶生疮，血败肉腐，而形成痈脓。俞根初认为，肺痈为"风温时毒，先犯少阳阳明，继被暴寒搏动而发，乃三阳合病"，初起见太阳表证，恶寒发热，头疼身痛，继则阳经邪热传入血分而从火化，火热内炽，灼津为痰，炼血为瘀，火热痰瘀互结于肺，令其血败肉腐而成痈成脓。痈脓外溃则见胸膈红赤肿痛，甚则发紫起疱，内溃则见胸中剧痛，痰嗽气喘，咳浊唾脓痰，气味腥臭，口秽喷人，舌苔多白厚起腐，脉多急数洪盛弦滑。

肺痈初起，俞根初以解表为主，辅以清里；轻则用荆防败毒散加犀角汁、金汁，重则用通圣消毒散，表里双解以清热逐毒、散结消痈；若表已罢而内火尚盛，邪热充炽三焦，症见神昏谵语、便秘溺涩者，急用解毒承气汤加紫雪丹，峻下三焦火毒以清神醒脑；若邪热内陷厥阴肝与心包，引动内风，蒙蔽心神，症见吃语痉厥并发、暴注下泄者，急用犀羚竹石汤（犀角、羚角、竹叶心、石膏、赤芍、连翘、紫草、银花露）调下至宝丹，泻火息风以清心；若火毒郁肺，血痹肉腐，痈脓既成，症见神识尚清、咳唾浊痰腥臭，甚或脓溃吐脓、心中隐痛、舌苔白腐满布、脉滑数者，治以加味苇茎汤（生薏苡仁、瓜蒌仁、桃仁、川贝、甘草、银花、连翘、制月石、陈芥菜，先用活水芦根、鲜菩提根、鲜冬瓜子煎汤代水），降气行血以宣肺痹、败脓祛腐以清火毒；毒除痛止，而肺中仍有伏火余热不净者，则继予桑丹泻肺汤，加百合、白及、合欢皮、鲜野菰根、鲜茅根、鲜菩提根，凉泻肺中伏火余热，并清敛肺脏溃穴以生新；终以二冬二母散加西洋参、黄芪、石斛，清养肺胃，培补气阴以善后。

对于痈脓外溃导致发疱肿痛者，可配合外治以促其速愈。以细银针刺肿处出紫血，用薄棉拭干，再用解毒清凉散（芙蓉叶、大青叶各五钱，青黛、人中黄各二钱，共研末，以鲜菊叶、荷叶捣汁调匀用）涂敷，以清泻

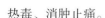

热毒、消肿止痛。

3. 哮病

哮病乃发作性的痰鸣气喘性疾患。《证治汇补·哮病》就总结道："哮即痰喘之久而常发者，因内有壅塞之气，外有非时之感，膈有胶固之痰，三者相合，闭拒气道，搏击有声，发为哮病。"俞根初亦认为，痰为哮病发病基础，并有痰饮寒哮与痰火热哮之不同，而寒哮者多于热哮，然寒包热哮者又属最多。

寒哮者，喘咳稀痰，喉中作水鸡声，胸膈痞满，日夜俯几而坐，不得着枕，舌苔白滑，中后满布而厚；热哮者，喘咳浓痰，喉中有痰吼声，胸前痞塞，日夜坐不得卧，面浮睛突，舌苔黄滑，中后满布厚腻。对于冷哮痰喘，俞根初主张先散寒定喘以治标，用射干麻黄汤送下冷哮丸。俟哮平喘定，即应扶正涤饮以治本，用六君子汤，并外用冷哮涂法以除"凤根"（白芥子、延胡索各一两，甘遂、细辛各五钱，共为末，入麝香五分杵，调涂肺俞、膏肓、百劳等穴，涂后，麻瞀疼痛，切勿便去，候三炷香足，方去之。十日后涂一次，三次病根去矣）。热哮痰喘则先以宣气豁痰、除热哮以平喘为主，用白果定喘汤，口噙清金丹；若喘息不平，则继用导痰汤加旋覆、海石、苏子、白前，肃肺气以除痰；终用加减玉竹饮子以保肺。

最后，俞根初指出"哮喘一症，寒包火为最多，遇寒即发，饮冷亦发。虽亦有感温暑而发，初治必兼辛散，开发肺气，切不可纯用寒凉，使痰壅肺闭，猝致闷毙。惟见胸突背驼者，必为痼疾，不可救药。"

4. 喘证

肺主气，司呼吸，而肾主纳气，所以喘证与肺、肾密切相关。正如《类证治裁·卷之二》所说："肺为气之主，肾为气之根，肺主出气，肾主纳气，阴阳相交，呼吸乃和。若出纳升降失常，斯喘作焉。"

俞根初认为,若肾气亏虚,则肾水上泛干肺,令肺气宣降失常,津液布散不及而化生痰饮,痰浊阻肺复碍气机出入,肺气胀满,呼吸不利,动则气喘,伴咳痰如沫而味咸、小便不利等症;而肾元不固,纳气无力,气不归原,阴阳不相接续,亦令气逆于肺而作喘。此皆肾虚作喘之机,根据这一病机,俞根初立补阳镇冲法,以仲景八味肾气丸加减化裁,制成新加八味地黄汤治之。方中八味肾气丸去丹皮以温养肾气、化气行水、蠲痰涤饮,加入紫石英温肾纳气,并佐以铁落、黑锡丹重镇降逆、纳气定喘。全方合奏温补肾气、纳气定喘之功。

(二)脾胃系疾病

1. 食滞

食滞是一种常见的脾胃系疾病,多由饱食过度,损伤脾胃所致,即《素问·痹论》之谓:"饮食自倍,肠胃乃伤。"临床以嗳腐吞酸、恶心呕吐、脘闷腹胀、腹痛泄泻或便秘等为主要表现,舌苔白厚或兼淡黄或兼灰腻。

俞根初治疗此证,经验颇丰。对外感夹食滞者,俞根初遵张仲景先后缓急之法,先解其表,待表解则里气自通;春冬季用香苏葱豉汤加枳壳、桔梗,夏秋季用藿香正气汤加枳实、桔梗;食停上脘,以胸脘满闷为主者,用吐法,用姜盐汤探吐;食滞下脘,以腹痛便秘为主,兼见化热者,用下法,宜枳实导滞汤;若不应者,则用大承气汤;但若因冷食固冷者,大黄必须用姜炒,再以附子佐之,以防寒凉太过损伤脾阳而下利清水。而对消食药,俞根初犹有应用体会,他总结为:积食属于瓜果者,加公丁香、白蔻仁;属于油腻者,加芒硝拌炒枳实、炒山楂;若属羊肉积,非毛栗壳不能消;牛肉积,非稻草灰汁不能化。可见,俞根初论治食滞既宗仲景,于细微处又多有发挥,皆为其经验所得,可师可法矣。

2. 胃痛

胃痛病变部位在胃，但与脾关系极为密切。因为脾胃同居中焦，以膜相连，互为表里，一脏一腑，共为气机升降枢纽，脾主升清，胃主降浊，故脾病多涉及胃，胃病亦常干及脾，鲜有脾病而胃安、胃病而脾健者。绍地居民多恣食生冷油腻，久则损脾害胃，致脾胃阳虚，水湿运化不及而痰饮内生，寒饮停滞，上泛干胃，阻碍气机升降，则见胃脘痞满作痛，甚或呕吐酸苦水诸症。俞根初据此病理特点，立温脾和胃法，制香砂二陈汤治之，方中二陈汤燥湿化痰、温运脾胃，檀香、砂仁理气止痛。全方合力温运中阳以健脾、理气消痰以和胃；脾运胃健气和，其痛自止，病即愈。

3. 呕吐

呕吐总由胃失和降，胃气上逆所致，病位在胃，与肝、脾密切相关。而俞根初对于治疗木旺犯土之呕吐犹有心得：若系肝气郁结，郁而化火，横逆犯胃，致火动痰升，呕吐黏涎，或呕吐酸汁苦水，伴饥不欲食、胃满不舒，甚则胀痛、胃脘嘈杂心烦者，俞根初立清肝和胃法，治以芩连二陈汤，用芩连、橘半苦辛通降，清肝和胃为君，以竹茹、枳实通络降气为臣，佐以赤茯苓、碧玉散利小便以泻肝中郁火、胃中浊饮，使以生姜汁、鲜竹沥辛润涤痰，恢复肝木条畅之性，共奏清肝和胃，蠲痰泄饮，降逆止呕之功；若系胆火犯胃者，俞根初治以蒿芩清胆汤，方中青蒿、黄芩、竹茹清泻胆火，枳壳、陈皮、半夏理气蠲痰，碧玉散、赤茯苓泄利湿浊，合为清胆利湿、理气化痰、和胃止呕之良方，令胆火去、痰湿除、胃气和而其呕自止。

4. 呃逆

呃逆一证，系胃气失和降，膈间气机不利，胃气上逆动膈所致。肝主疏泄，调畅气机，其性刚直，若肝失条达最易横逆犯胃，胃气不和，逆气动膈而发为呃逆。轻者可伴胸闷脘痞，重则胃脘胀满、撑胀作痛。俞根初据此特点，立清肝降逆法，以仲景旋覆代赭汤加减制成增减旋覆代赭汤治疗本证。方中以旋覆花降逆下气、代赭石重镇平肝为君，吴茱萸、陈皮、半夏、黄连苦辛通降以清肝和胃，沉香、香附辛香流气，疏肝平逆为臣，佐以竹茹，令肝气、痰湿凝结于中者旁达，使以枇杷叶佐金平木而令上逆之肝气清降复常，呃逆方止。

俞根初治疗呃逆的经验实为善用古法古方的典范。旋覆代赭汤本为仲景治疗胃气虚弱、痰浊内阻之心下痞硬、噫气不除的方剂，但俞根初悟得其证病机，除胃虚不和、痰气痞塞外，还夹有肝气上逆。所以对肝失条达，横逆犯胃之呃逆而胃气不虚者，俞根初异中求同，异病同治，直取旋覆代赭汤之镇肝降逆，又于同中辨异，巧妙变化臣使之法，去参、枣、草之甘补，入吴茱萸、陈皮、黄连合半夏苦辛通降，治法方药更加切中病机。此番异中求同，同中辨异，个中意趣启人思维。

5. 便秘

便秘总由大肠传导失常所致，但《素问·五脏别论》曰"魄门亦为五脏使，水谷不得久藏"，故若各脏腑功能失常，气血津液亏虚，魄门不为五脏所使，则糟粕恋滞肠中而成大便秘结。俞根初立足于此辨治便秘，积累了丰富的经验。

俞根初认为，脾主运化而输布津液，胃主受盛为水谷之海，脾胃以脂膜相连，脾通过脂膜"为胃行其津液"，输布津液于胃肠以濡润之。若热结脾胃，一方面灼津耗液而致脾乏津可输，另一方面扰乱脾胃功能使脾不司输津之职，则胃肠津枯失濡，大便自然秘结难解。俞根初据此立缓下脾胃结热法，制三仁承气汤治之。方中以麻仁、杏仁、松子仁气味芳香且多脂，醒脾润肠为君；生军、枳实清泻胃中结热，釜底抽薪为臣；油木香焦香理气而滑利脂膜，大腹皮善达脂膜而通络，猪胰去油腻助消化而洗涤肠中垢腻，共为佐使之用。合之乃成治疗热结脾胃、液枯肠燥之便秘的良方。

肠中液枯，无水行舟，津液枯竭复致气血运行不畅，大便则坚涩难行，此时下之更伤阴液，润之犹恐滞气，故俞根初立滑肠通便法，制五仁橘皮汤治之。方用杏仁配橘皮宣降肺胃以通肠中气闭，桃仁配橘皮活血理气，气血畅行则肠管自通；郁李仁合橘皮善解气水互结，涤除肠中垢腻而滑大肠；并以松子仁、柏子仁质润多脂润燥滑肠，合奏理气行血、滑肠滋燥、润下通便之功。此方用治年老津枯及体虚肠燥所致便秘者，既无下则伤正之虑，亦无润则滞气之忧。

肝主疏泄，调畅气机，若肝气郁结，疏泄失职，则胃气不得下行以推动肠管蠕动，脘腹即生痞满而大便为之秘结。俞根初据此立下气通便法，以六磨饮子治之，方用枳实、木香疏肝郁以导气下行，槟榔、沉香、乌药利胃肠以破滞降气，并合大黄之涤荡通腑，共奏通降胃肠、下气通便之功。此方对体质壮实，正气不虚，气滞笃重之便秘可收立竿见影之效。

火热内郁，灼津燔血而致津枯血燥，津血被耗则肠道失濡而成火郁便秘。此时郁火与肠中糟粕互结，欲去其火必以攻下，不下则病根难除，然津血已亏，下之又虑亡阴。俞根初据此攻补兼施，立养血润燥兼下结热法，制养营承气汤治之。方用四物汤去川芎养血润燥，加知母苦寒质润以滋阴清热，复以小承气攻下热结以除病根，共为增液行舟、通泻热结之法，实乃宗吴鞠通增液承气汤而活用之一变局。

6. 泄泻、痢疾

泄泻、痢疾，病位均在肠道，即《素问·宣明五气论》所谓："大肠、小肠为泄。"但脾胃受损，土失健运是发病关键，且与肝木有着密切关系，正如《素问·气交变大论》所谓："岁木太过，风气流行，脾土受邪，民病飧泄。"

肝属厥阴，为风木之脏，内藏相火，若木郁不达而化火犯脾，致脾气不升反下迫肠腑，则病泄泻。治当清肝与健脾并举，故俞根初立清肝健脾法，制香连治中汤治之，方用黄连清肝厚肠，青皮、木香、陈皮疏肝调气、和中宽肠，理中汤温运脾阳、益气升清，全方寒温并用，清补并施，共为清肝健脾、和中止泻之良方。

《内经》云脾属"至阴之类"，主运化，若恣食生冷损伤脾阳，致脾阳不振，运化不及，则内生寒湿，食谷不化，湿浊夹不化之水谷下注肠腑则成泄泻。据此俞根初宗仲景温中散寒、健脾燥湿之法，制香砂理中汤治之，直取仲景理中丸（汤）温健中阳、散寒除湿，加木香、砂仁芳香悦脾、理气燥湿，使脾阳升发，运化复常，泻泄即止。

痢疾为病，湿热为患者最为临床多见。湿热内蕴，凝滞不化，往往影响肝的疏泄功能，使气机阻遏，湿热更加胶着难去，因而搏结肠腑，熏灼肠道，败血蚀肉，则见腹痛腹胀、下利脓血、里急后重等症。俞根初乃宗仲景以白头翁汤治厥阴热利之意，立清肝坚肠法，制加味白头翁汤治之。方用仲景白头翁汤之纯苦坚肠、清热燥湿，芩、芍之苦酸泄肝，鲜贯众洗涤肠中垢腻，并以茉莉花清香疏气，助白头翁轻清升达，合奏清肝坚肠、泻热止痢之功，较仲景原方更加效专力宏。

（三）肝系疾病

1. 胁痛

胁痛是以一侧或双侧胁肋部疼痛为主要表现的病证。本病总由肝络失和所致，其病机不出"不通则痛"与"不荣则痛"两端，这与肝藏血、体阴用阳、主疏泄、喜条达而恶抑郁等生理特点是密切相关的。

若阴血不足，肝体不荣，其用必衰，疏泄不及，则肝气郁滞，气郁行血无力，致肝脉瘀涩，肝络失濡，故见脘胁串痛等症。俞根初据此，结合仲景"肝着"证治以旋覆花汤法，立滋阴濡络法，制四物降覆汤治之。方用生地、当归、白芍滋养阴血，培补肝体；以新绛、川芎通脉活血，旋覆花、橘络疏肝通络、行气导滞，葱管辛通络瘀，共复肝用之常，如此使肝之体用都得以恢复，则胁痛自瘥。

《金匮翼·胁痛统论》曰："肝郁胁痛者，悲哀恼怒，郁伤肝气。"故情志不遂，郁怒伤肝，或抑郁忧思，皆可使木郁不达，肝失疏泄，气阻络郁，发为胸满胁痛；若肝郁化火，上攻清窍，则可伴见头晕耳鸣、目赤肿痛等症。俞根初据此，立清疏肝郁法，从逍遥散加减化裁出清肝达郁汤治之，以逍遥散去白术、茯苓疏肝达郁，加菊花、丹皮、栀子清肝泻火，橘白、青橘叶清芳理气以遂肝性，合奏清肝泻火、疏郁宣气之功，凡属肝郁化火之胁痛者均可斟用本方。方中不用白术、茯苓健脾，必以体质壮实，脾胃不虚，故去之以免用药庞杂而分散药力。若有脾虚或体质偏弱者，宗仲景《金匮要略·脏腑经络先后病脉证》所谓"见肝之病，知肝传脾，当先实脾"的思想，则宜用之。

一般来讲，胁痛初病在气，由肝郁气滞，气机不畅所致；气为血帅，气滞则血行不利，久必入血入络，使肝络血郁不舒，进而化火横窜燔灼肝络。其症除胸胁串痛，多伴筋脉拘挛、脉弦涩等。俞根初据此，立清通肝络法，制连茹降覆汤治之，方用黄连、竹茹、新绛、旋覆花清肝通络，以玫瑰瓣炒丝瓜络辛香酸泻活络，郁金汁活血解郁，葱管宣气通络，共奏清肝通络、行血止痛之功。但凡肝郁气滞、血郁化火之胁痛均可选用本方。

2. 黄疸

关于黄疸，上至《内经》《伤寒杂病论》等经典，下逮诸家各派均有丰富的论述。其病因不出外感与内伤两端，而湿邪为患则是其发病的关键因素，正如《金匮要略·黄疸病脉证并治》所云："黄家所得，从湿得之。"

俞根初"以六经铃百病",认为黄疸为阳明病之变证。他指出若阳明病，发热汗出，则邪热随汗而越，不致发黄；若发热不出汗或但头额汗出，齐颈而还，身无汗，则邪热外不得外泄，内郁阻碍气化，致水湿停聚，进而湿与热合，狼狈为奸，熏蒸肝胆，令胆汁不循常道，上注眼目，下流膀胱，外溢肌肤，发为身黄、目黄、小便黄之黄疸。其色黄鲜明如橘子色，可伴小便不利、口渴多饮、腹微满、甚者口吐黄汁、心中懊恼热痛、舌苔黄腻、脉滑数。此即仲景《伤寒论·辨阳明病脉证并治》中所谓"瘀热在里，身必发黄"，系热不得越而成阳黄。治法，俞根初宗仲景《金匮要略·黄疸病脉证并治》所述"诸病黄家，但利其小便"之论，并据病情轻重灵活立法施治。轻者以清利小便为主，辅以荡涤黄液，用茵陈蒿汤调服矾硫丸（绿矾、硫黄、麦粉、枣肉捣烂为丸），使湿热从小便而去，黄疸自退，药后尿液当如皂角汁，色正赤；重者以荡涤黄液为主，辅以清利小便，用栀子大黄汤（栀子、大黄、枳实、香豉）调下矾硫丸，使湿热从大便而出，药后叠解恶臭类则愈。同时，俞根初亦指出黄疸"惟形色枯燥如烟薰者，阳黄死证也，不治"。

3. 眩晕

眩晕的病机有虚、实两端，而属虚或本虚标实者居多，所谓"无虚不能作眩"也。其病位在头窍，病变脏腑与肝、肾密切相关。如《素问·至真要大论》云："诸风掉眩，皆属于肝。"《素问·六元正纪大论》说："木郁之发……甚则耳鸣眩转。"《灵枢·海论》曰："髓海不足，则脑转耳鸣，胫酸眩冒。"

肝为风木之脏，主藏血，内寄相火，其性动而主升；肾为水脏，主藏精而生髓充脑。俞根初又据冲脉"为十二经之海""血海"（《灵枢·海论》），"起于肾下"（《灵枢·动输》）及"五脏六腑之海，五脏六腑皆禀焉"（《灵枢·逆顺肥瘦》）等理论，认为若肝肾阴亏，一方面水虚不能涵养肝木，相火内动，则血海不宁，冲气逆乱，循经上扰清空；另一方面脑髓生化乏源，头窍失养，皆令人头晕目眩。俞根初据此立清肝镇冲、育阴潜阳法，以张景岳的玉女煎加味制成新加玉女煎治之，方用石膏、灵磁石、紫石英之重坠以镇冲逆，以石决明、怀牛膝清肝降逆以引火归原，白薇、秋石水炒知母咸苦达下以敛降虚火，麦冬、熟地滋养肾阴以潜相火，青盐陈皮疏中理脾以助运化，合奏清肝镇冲、育阴潜阳之功。

4. 鼓胀

鼓胀系多种因素所致，但不外气滞、血瘀、水湿三者，气、血、水可各有侧重，又多相兼为患，错杂为病，总属肝、脾、肾三脏受损，肝疏泄不及，气机阻滞，脾运化失常，水湿内停，肾气化无力，水津不化，皆令气血津液交阻，水湿停蓄腹中而胀大成臌。其临床表现，《灵枢·水胀》云："腹胀身皆大，大与肤胀等也，色苍黄，腹筋起，此其候也。"即以腹大胀满，绷急如鼓，皮色苍黄，腹壁脉络暴露为主要特点。俞根初根据鼓胀的病变特点，将其分为气臌与血臌。

气臌，俗称单腹胀，俞根初认为是因胀变臌，由脾肾阳虚所致。经云足太阴虚则鼓胀、"脏寒生满病"，脾阳虚衰，水湿不运，肾阳不足，气化难行，火不暖土，水失制约，而致阴浊满布，水停气阻，脉涩血瘀。症见腹胀如鼓，视之坚满。按之无物，揉之无关痛痒；初起旦食不能暮食，继则稍进饮食，即饱闷难受，便溏溺涩，舌苔淡白胖滑。俞根初立热通脾肾法，治以神香圣术汤，温补脾肾，朝则冲服天真丹，夜则送下禹余粮丸，共以峻补脾肾而缓攻湿浊瘀血。

若气臌迁延不愈，久病入血入络，血脉瘀阻日渐加深，"血不利则为水"，瘀水互结，停聚腹中成为血臌，症见腹胀膨隆、按之坚满，或有癥痞痃块、腹壁脉络暴露、皮色苍黄等。俞根初认为，血臌系本虚标实，标实为亟，当先治其标，立逐瘀消胀法，治以五胀分消丸［萝卜子、巴豆（炒去油）、炙牙皂、枳壳（烧酒煮干炒）、大黄（酒醋同炒）、琥珀末、降香、蟛蚰（去足翅上截酒炒），研细为丸，用当归大戟汤（当归、大戟、蛴螬虫）送下］，待胀退十之六七，方以白术和中汤随证加减培补脾胃，扶正善后。

俞根初辨治鼓胀，立法处方，有理有据，攻补有序，总以中病为度，可谓经验独到。但需说明的是，鼓胀一症病程绵长，并非一日所成，治疗去病如抽丝剥茧，预后一般较差。气臌，俞氏尚言"往往十全三四"，血臌则更加死生难测，医者对此当需注意。

（四）心系疾病

1. 不寐

导致不寐的病因很多，但总属阳盛阴衰，阴阳不交所成。其病位在心，与肝、脾、肾息息相关。心主血脉，内藏君火，主宰神明；肝藏血，内寓相火，气血充盛；肝藏血富足，君火以明，相火以位，则神安而寐实。若血虚血不养肝，相火不安本位，激动君火，致心肝火旺，热扰神明，则心烦不得寐。肾主水，藏真阴，肾水上济心火，心火下暖肾水，水火交泰，则神志安宁得寐。若心肾不交，水火不济，则心火亢旺无制，扰动心神，而心烦不寐。俞根初据此，立滋阴清火法，制阿胶黄连汤治之，方用阿胶、生地滋肾水以降心火，令水火相济；白芍配黄芩、黄连酸苦泻肝，平相火以安君火；白芍合生地酸甘化阴，滋阴养血，阴血足而阳自潜；鸡子黄色赤入心，能通心气而滋心阴。全方合奏滋阴养血、清火安神之功，确为治疗阴血亏少、火热内扰之失眠不寐的一首良方。

2. 狂病

狂病是以精神亢奋、狂躁不安、喧扰不宁、多动善怒、骂詈毁物，甚则登高而歌、弃衣而走、逾垣上屋，或持械伤人等为表现特征的一种精神性疾患。病因病机总属邪火扰心，阴阳失调。《素问·至真要大论》曰："诸躁狂越，皆属于火。"《素问·脉解》亦谓："阳尽在上，而阴气从下，下虚上实，故狂癫疾也。"俞根初则认为，"胃热蒸心，阳盛发狂，其主因也"，而有夹斑毒、夹醉饱、夹痰火、夹惊、夹怒之不同的阳狂，亦有欲汗发狂、阴燥发狂等。

阳明属燥金，其病多从燥化火，火热上冲，扰乱清空，干犯神明而发为狂病，症见除前述狂病主要表现外，常伴目赤唇焦、大渴引饮、舌苔深黄厚腻，甚则老黄焦黄或夹灰黑、多起芒刺、脉滑大洪数。对此，俞根初辨阳明邪热之在经、在腑分而治之。若在经发狂，身热无汗者，用新加白虎汤加葱白、淡豆豉，凉泻郁热以令汗出；若汗仍不出，热炽狂甚者，用三黄石膏汤加辰砂、连翘、竹叶心，大发其汗以泻其热，汗出热泻，狂躁乃止。在腑发狂，大便秘结者，用白虎承气汤加芦笋、竹叶心，清泻实火以通便；若便仍不畅而热闭发狂者，用牛黄泻心汤（牛黄、辰砂、大黄、冰片）两清心胃以泻火，火泻热清，其狂自愈。

若阳明邪热不得清解，则上窜太阴，灼伤肺金，炼津为痰，致痰壅气逆，夹火上蒸厥阴心包，痰火蒙蔽心窍则神机出入紊乱，静而迷蒙昏厥，动而狂躁不安，舌苔黄厚而滑，或黄白相兼，或夹灰腻，扪之湿润，此属痰火发狂。俞根初立峻下痰火法，病情轻者用陷胸承气汤，病情重者则用加味凉膈煎调下安神滚痰丸，峻下阳明痰火，肃清厥阴心包以除狂躁；若邪热肆虐，弥漫三焦，神蒙发狂而兼见发斑疹者，用解毒承气汤加紫雪、活水芦笋、大青叶，峻下火毒，清热开窍，醒神除狂。

恣饮酒浆，醉伤脾胃，致食积不化，阻滞气机，湿蕴化热，夹酒毒攻心，蒙阳心包，扰乱神志，症见或歌或笑或骂，嗳腐难闻，酒气喷人，此为醉饱发狂。俞根初据此，抓住"醉饱"这一关键，遵《素问·阴阳应象大论》"其高者，因而越之；其下者，引而竭之；中满者，写之于内"的原则，因势利导，先用炒盐汤调下瓜蒂末，涌吐在上之积滞，继以枳实导滞汤泻下在下之积滞，使上下得通，湿热裨去，胃气因和，则神明自安；最终予以葛花解醒汤随证加减消解酒毒，调理脾胃以善后。

《素问·天元纪大论》云："厥阴之上，风气主之……少阳之上，相火主之。"厥阴主肝与心包，少阳主胆与三焦，若暴怒伤肝，气郁化火，厥阴肝火夹少阳胆火随风走窜，弥漫三焦，蒙蔽心包，则见狂躁刚暴、咬牙切齿、双目怒视、势如杀人、触事易怒、怒则加剧、舌多焦紫或鲜红起刺、脉来弦数，此属郁怒发狂。俞根初对此病变采用《素问·阴阳应象大论》"其慓悍者，按而收之"之法，以生铁落饮加减治之，理气疏郁以平肝，清火镇肝以定狂。若兼便秘而火势笃盛者，则急亟攻之，清下并施，用白虎承气汤去粳米加川连（以铁粉与石膏煎汤代水煎药），泻火解结以除狂。

俞根初于狂病辨治经验丰富，上述仅略举数证以窥一斑。他症尚有阴证发狂、蓄血发狂、欲汗发狂等等，其论多从仲景及后贤诸家，兹不赘述。

（五）肾系疾病

1. 水肿

水肿，总系气化不利，水停不行所致，其病位涉及肺、脾、肾，而关键在肾。《景岳全书·肿胀》总结为："凡水肿等证，乃肺、脾、肾三脏相干之病。盖水为至阴，故其本在肾；水化于气，故其标在肺；水唯畏土，故其制在脾。"《济生方·水肿门》则曰："阴水为病，脉来沉迟，色多青白，不烦不渴，小便涩少而清，大便多泄……阳水为病，脉来沉数，色多黄赤，或烦或渴，小便赤涩，大便多闭。"将水肿分为阴水与阳水，可谓提纲挈领。

俞根初从六经气化辨证辨治水肿，他认为水肿为水化证。其中阴水肿多系本身脾肾阳虚，复感风寒，太阳病累及太、少二阴而从水化。其症水肿多从下至上，终至一身尽肿而腰以下为主，并伴有脾肾阳虚之候。因太阳、少阴互为表里，故俞根初从太阳少阴论治，立温下发汗法，先用麻附五皮饮温肾阳、助气化而"开鬼门"，发汗利水以"洁净腑"；继从太阴施治，用实脾饮健脾利水以除根；终以香砂理中丸温中健脾，培补元气以固根本。阳水肿多由外感风邪而成，风邪袭肺，导致肺气失于宣发肃降，不能通调水道，风水相搏，水湿泛溢肌肤，则发为水肿。其症水肿多由面目开始，自上而下，遍及全身，可兼有表证。若水湿滞留不去，复碍脾运，则又加重水肿。俞根初据此，初病从太阳论治，立宣上发汗法，治以五皮饮加薄荷、连翘、浮萍，宣肺利水，发汗消肿；继则治太阴，方用大橘皮汤去官桂、苍术，加木通、车前、琥珀、灯心，枢转脾运，通利小便以退肿；终用百合茅根汤（百合、桑皮、通草、茅根），滋养清利同施以正本澄源。

2. 男子遗精、女子带下

男子遗精，总属肾失封藏、精关不固。女子带下病，《素问·骨空论》有言："任脉为病……女子带下瘕聚……"肾藏精，主生殖，而任脉隶属于肾，在男子主精室，在女子主胞胎，因此肾与任脉相互联系、彼此影响。男子遗精、女子带下的发生，都是肾与任脉的生理失常所致，同时与肝之疏泄失常亦密切相关。

若意欲不遂，肝郁化热，相火妄动而下迫任脉，循经扰动精室、干犯胞宫，疏泄太过致精关失守，任阴不固，则男子遗精，女子带多。俞根初据此立清肝滋任法，从大补阴丸加味制成滋任益阴煎治之，方用熟地、龟板滋任养肝以潜阳，即所谓"壮水之主以制阳光"；以知母、黄柏清肃妄动之相火以还精室、胞宫之清宁；猪脊髓填精益髓，并制知、柏之苦燥伤阴；砂仁、炙甘草健胃和中以助脾运化；白果敛精止带以速愈其标。全方标本兼顾，合奏清肝滋任、固精止带之功。

（六）肢体疾病

脱疽

脱疽是一种四肢末端坏死，甚至趾（指）脱落的疾病，又称脱骨疽或肢脱，总系气血凝滞、经脉阻塞所致。其病因，俞根初认为有三：一是跣足踏雪后骤用热水洗足，逼令寒湿深入肢节；二是伤寒化热转燥，渴饮冷水过度，身不出汗，水气溢入肢节；三是农家粪地上，经烈日晒过，赤脚行走，受其毒气，骤用冷水洗足，逼令热毒深入肢节，皆足以致肢脱。而俞根初治疗脱疽，以六经气化论为辨证指导，分证缓急，用药内外兼施，先后有序，不拘一格，富有效验。

俞根初认为，患者若素体脾肾阳虚，感触上述病因，则多从水化而见寒湿为患，病初寒热足肿，状类脚气，唯皮色紫暗，肢节木痛，继即趾缝流水不止，足趾肿痛，似溃非溃，即有溃烂坠落之可能，舌苔多起白腐，或黄腐而起黑点，脉沉弦而涩。急当利水除湿，温经通脉，活血化瘀，内服大橘皮汤（用生薏苡仁、车前子、赤豆煎汤代水煎药），并联用外洗，以羌活、防风、白芷、皂刺、红花、降香、桂皮、川芎、川乌、艾叶、樟木、油松节、桑枝、葱白水煎数沸，先淋洗，继擦患处并避风；病情得缓后，则当驱寒复阳以图治本。先用隔姜灸，以灸至令不痛者大痛、痛者灸至不痛、痒者灸至不痒、不痒者灸至极痒为度。若灸后出现口干烦躁，甚或头项浮肿、神昏等，不必疑惧，此阴证转阳、寒去阳回之象，只需用绿豆、麦冬、甘草、粳米等微甘微寒之品清润即可，而切忌大苦大寒重伤其阳，继用掺药法拔除湿毒，以千年石灰、白芷研末掺之，至稠水涌出即愈。

若患者素体阳气偏盛，触冒湿邪，则常从水火合化而见湿热肆虐，湿热久滞成毒，深入肢节，则两胫红肿焮痛，呻吟啼哭，日夜不寐，舌多红紫起刺，苔黄腻甚或焦燥，脉弦滑数。治疗亦须内外兼施，内服大橘皮汤去官桂、苍术，加炒防己、鲜贯众、忍冬藤梗叶、嫩桑枝，以清热利尿，解毒化湿，使湿热毒邪得去，经脉畅通以消肿止痛；外用鸭毛煎汤，冲入皂矾，乘热洗足并避风，以祛蕴伏肢节之壅毒而拔除病根。

俞根初

后世影响

一、后世评价

（一）著作评价

《通俗伤寒论》自出版行世以后，便享誉杏林。何廉臣赞曰："俞氏此著，勤求古训，博采众法……故能别开生面，独树一帜，多发前人未发，一洗阴阳五行之繁文，真苦海之慈航，昏衢之巨烛也。"徐荣斋更推之为"四时感证之诊疗全书"。浙江中医药大学连建伟教授也高度评价道："《通俗伤寒论》不仅熔伤寒、温病一切感证之理法方药于一炉，且合内伤杂病之理法方药于一体，真可谓伤寒中有杂病，杂病中有伤寒。尤其对方剂学、诊断学的发展做出了重大贡献。"

另一方面，也有医家对《通俗伤寒论》中的某些内容提出批评和质疑。如：曹炳章认为，俞根初原著"前后章节有重复处，学说有不相衔接处，亦有顾此失彼处"。徐荣斋指出，书中"尚有一小部分不合逻辑、不切实际的理论文字，应予扬弃和精简"。另外，徐荣斋还撰文对原书中关于"伤寒转痉""伤寒转厥"部分提出批评与商榷，如认为俞根初论"伤寒转痉"的病因，却未涉及"伤寒转痉"，而是主要强调内伤致痉。

总体来讲，俞根初《通俗伤寒论》一书的临床实用价值是毋庸置疑的，虽然也有存疑之处，但对其学术价值无太大影响，此即瑕不掩瑜之谓。

（二）学术评价

俞根初之学术，受后世医家的高度评价和大力推崇。何秀山云："其学术手法皆从病人实地练习，熟验而得。"何廉臣则评价说："其辨析诸症，颇为明晰，其条列治法，温寒互用，补泻兼施，亦无偏主一格之弊；方方切用，法法通灵。"张山雷也曾评价道："取之不尽，用之不竭。老医宿学，得此而扩充见闻；即后生小子，又何往而不一览了然，心领神悟。"

但郁觉初先生在盛赞俞根初学术成就之际，指出其学亦存在不足之处，他说："俞氏的某些学术观点现在看来尚有值得商榷之处，如在病证命名上，为求统一，任何病均冠以伤寒之名，难免有病名重叠、千篇一律之嫌；又如将疝气、肺痨、哮喘等内伤杂病，以及经、产、妊娠等妇科疾病患亦罗列于伤寒之列，亦有内容庞杂、界限欠清之弊。"

二、学派传承

《通俗伤寒论》自出版行世以后，推崇俞根初之学术，在临床上运用俞根初理、法、方、药诊病疗疾的医家众多。其中，何秀山、何廉臣、曹炳章、何幼廉、何筱廉、徐荣斋、张山雷等均是因善用或发挥俞根初学术思想和临床经验而远近闻名者。随着上述医家对俞根初之学术的应用和不断发展、弘扬，逐渐形成了一极具特色的中医学术流派——"绍派伤寒"，对江浙一带乃至全国外感病的诊治都产生了较大影响，并且促进了中医外感疾病寒温统一辨治理论的发展。

（一）绍派伤寒的形成与发展

"绍派伤寒"，语出何秀山《通俗伤寒论前序》。其云："吾绍伤寒有专科，名曰绍派"，其渊源上溯明、清，下至民国，历经300余年，以治外感热病见长，辨治理论体系自成一家，既异于一般伤寒学派，又与吴门温病学派不同，并倡导寒温统一而闻名医界，故名"绍派伤寒"；其学术理论萌芽于明代张介宾，成形于清代俞根初，以《通俗伤寒论》成书为标志。俞根初作为"绍派伤寒的领袖"和奠基人，对绍派伤寒的形成与发展有不可磨灭的贡献。其主要体现在以下几个方面。

1. 提出"伤寒，外感百病之总名"，创病证分类法，统一外感病认识观。

2. 以"六经钤百病""三焦赅疫证"，统一方法论。

3. 创立六经气化辨证体系，寒温通治。

4. 完善伤寒诊断方法，尤其是着力阐发了腹诊，成为"绍派伤寒"独特诊法的主要内容。

5. 丰富治伤寒"六法"内涵，重视祛湿与畅达气机，施治主清化淡渗，制方用药则多轻灵活泼，且好用芳香清化之品，尤其是鲜品、鲜汁。

6. 创制大量有效方剂。

7. 强调病中、瘥后调护，专设调理诸法。

以上这些内容为"绍派伤寒"建立起了一个较为完整的辨证论治理论体系，充分反映了"绍派伤寒"的诊治特色，可谓集"绍派伤寒"学理之大成。

（二）"绍派伤寒"的传承

俞根初为"绍派伤寒"奠定了理论基础，"绍派伤寒"赓续相继，人才辈出，诸如高学山、任沨波、章虚谷、张婉香、赵晴初、何廉臣、何幼廉、何筱廉、胡宝书、裘吉生、曹炳章、徐荣斋等，均属勤于临床耕耘，殷于著书立说者，不断为"绍派伤寒"添色增彩；也有一生忙于临床，无暇著述而负有盛名者，如邵兰荪、傅再扬等，通过实践"绍派伤寒"学术以推广之。绍派伤寒经上述诸贤的继承与发扬光大，乃成为一个名遐医林的独特学术流派。

1. 高学山

高学山，字汉峙，清代会稽人。清"绍派伤寒"名家，著有《伤寒尚论辨似》《高注金匮要略》两书。高学山认为，喻嘉言《尚论篇》各条文中，多有似是而非、未尽恰当之处，遂反复详辨，并以"辨似"为书名。全书辨注颇详，其中不乏超出前人之见。如高学山认为"伤寒诊法，惟以形、症、声、色，合之浮、大、数、动、滑、沉、涩、弱、弦、微之十脉以为印证，便可得其大概"。参以己说，造诣精卓，充实了"绍派伤寒"学说。

2. 任沨波

任沨波，名潮，字海梧，号佩波，清代山阴人，稍后于俞根初。为绍地名医任越安（字越庵）之裔孙，清代医家，以医济世，得历祖及父之传，精治于伤寒，颇负盛名。其祖著《伤寒法祖》以纠柯琴《伤寒论翼》之讹误。任沨波著《医学心源》4卷，《任氏简易方》1卷，传"绍兴伤寒"学派于一脉，足为"绍派伤寒"增色。

3. 章楠

章楠，字虚谷，清代嘉庆时会稽人，后于任沨波约半个世纪。少羸多病，遂嗜岐黄之学，而尤殚力于仲景之书逾30余年。章氏推崇温病名家叶桂、薛雪，于温病之辨证论治颇有发挥，而对刘完素、李杲、朱震亨、张景岳之说则善于撷取精华，且能提出较为中肯之评论，著《医门棒喝》4卷、《伤寒论本旨》9卷。其对《伤寒论》原书中伤寒温病掺杂的地方一一阐述，还以自己的临证心得撰《伤寒热病辨》，对叶桂、薛雪等的温病名篇加以诠释。章楠是"绍派伤寒"中与俞根初各有所长的杰出医家。

4. 何秀山

何秀山，清代绍兴人，是绍兴长乐乡名医，为俞根初之挚友。何秀山在俞根初的《通俗伤寒论》3卷手抄本的基础上，逐条加按，或做补正，或做阐发，使俞根初一生辨证用药的独到经验昭然若发，其发展"绍派伤寒"

思想之功不可没。何秀山佩服"四张"——张仲景、张子和、张景岳、张路玉，对《伤寒论》的研究有很高的造诣，亦为治疗外感时病的高手。何秀山临证常宗俞根初"以六经钤百病"，在仲景《伤寒论》113方和397法的基础上，根据疾病兼证、夹证、变证、坏证之不同，"凡遇纯实证，每参以张子和法；纯虚证，每参以张景岳法；实中夹虚证、虚中夹实证，每参以张石顽法。庶几博采众法，法法不离古人，而实未尝执古人之成法也"。其为"绍派伤寒"理论体系的发展做出了很大贡献。

5. 张婉香

张婉香，清代道光、咸丰年间人，世居绍兴洗马池头。曹炳章称其为"古越治伤寒温暑之前辈，于医学富有经验"。张婉香著有《暑温医旨》1卷、《婉香医案》2卷。《温暑医旨》之"舌苔辨""伤寒治论"等都反映了其独特的临床见解。张婉香以通阳、通溲为治暑湿大法，指出"暑，阳邪也，阳从上化。若午后不寒而热，热即有汗，为阳之通；有凉汗，为阳之彻。湿，阴邪也，阴从下降，若小溲通利，为湿之走，小溲清长，为湿之净"。其强调暑湿胶结，证多变故，唯有暑湿分治，始得击溃其势。故药物须寒凉、辛温并用。《婉香医案》大多为内科杂病、时症治验，兼有少量妇科医案。医案记述简要，少有繁芜，于案中可见张氏对"滋补托邪"的治疗手法颇有心得。

6. 赵晴初

赵晴初，名彦晖，晚年自号存存老人、寿补老人，清代会稽人。著书有《存存斋医话稿》《医宗集要》《吴门治验录》《本草撷华》《药性辨微》等10余种。

7. 何廉臣（何幼廉、何筱廉）

何廉臣，名炳元，号印岩，晚号越中老朽，浙江绍兴人，为何秀山之孙。何氏祖孙二人在完善与传播"绍派伤寒"理论的过程中，均起到了极为重要的作用。何廉臣曾给《通俗伤寒论》逐条勘证，变化《伤寒论》之成法，并加以发挥，使该书内容从 3 卷扩充到 12 卷。何廉臣在俞根初治疗六经病证发汗剂、和解剂、攻下剂、清凉剂、温热剂、滋补剂的基础上，结合老师樊开周的临证经验、诸家名医的特色方剂及西医学理论，发展为治疗温热病八法，即发表法、和解法、攻里法、开透法、清凉法、温燥法、消化法、补益法，可以说是"绍派伤寒"理论的第一次集大成。何廉臣还重订戴天章之《广温热论》、吴贞之《伤寒指掌》（后更名为《感证宝筏》）；收集了当时全国名医经验，编撰成《全国名医验案类编》，并逐案附以按语，褒评之余穿插个人见解；又编著《湿温时疫治疗法》《增订时病论》，校刊许叔微《伤寒百证歌注》，进一步阐发和补充了"绍派伤寒"的学术观点。何廉臣认为，临证中时病多于杂病，伏气多于新感，在时病中，类湿、寒包火者居多。何廉臣辨治重视湿邪与伏气，用药喜芳淡清透。

何廉臣校勘的《通俗伤寒论》，初稿曾在《绍兴医药学报》"大增刊"中发表，后因何廉臣先生病逝而暂停。1932 年，何廉臣先生之子何幼廉、何筱廉及门人曹炳章受上海六也堂书局之邀，将遗稿共同编校，并由曹炳章执笔，于 1932 年冬补苴续成。1934 年 3 月，由上海六也堂书局刊出《通俗伤寒论》12 卷本。

8. 邵兰荪

邵兰荪，名国香，浙江绍兴人。邵兰荪精研《临证指南医案》《医学心悟》，著有《邵兰荪医案》。其临证四诊必详，处方率多桴鼓相应，名噪浙东。邵兰荪之诊笺遵喻嘉言《寓意草》之《议病式》，并仿叶桂之程序，主张先议病，后用药，方上立案，案中拟方。邵兰荪认为，这样对于病家，既可征明病象之进退，若逢同道，亦可讨论治法之步骤，堪与叶天士医案相媲美，为"绍派伤寒"中坚人物之一。

9. 胡宝书

胡宝书，名玉函，别名治安，浙江绍兴人。胡宝书以善治伤寒时病名噪浙东。学有渊源，尊崇张仲景《伤寒杂病论》，旁参叶桂、薛雪、吴塘、王孟英、雷丰等温病大家的医学思想。胡宝书专心致力于伤寒时病的临床研究，著《伤寒十八方》。其诊断擅长望诊与切脉，辨证强调辨别新感与伏邪，治病强调因人、因时、因地而施，用药轻灵，制方注重宣透。胡宝书以善治时病著称，而于治湿一证尤有心得，其治疗湿热证以"宣、运、导"三法为主，参以透湿达邪之法，对后世影响较大。

10. 裘吉生

裘吉生，名庆元，浙江绍兴人。1915 年创办《绍兴医药学报》，1921年成立三三医社，创办三三医院。裘氏力求中西医汇通，著有《学医方针》《皇汉医学书目》等。

11. 曹炳章

曹炳章，字赤电，又名琳笙、彬章，浙江勤县人。曹炳章为何廉臣之高足，二人与裘吉生共同创办《绍兴医药学报》。其提出的"统一病名"，及编印"中医处方新衡旧称对照表"等建议，受到业界好评。曹炳章临证精通舌诊，临床用药主张加减变通，遇疑难危病往往独具慧眼。曹炳章专心著述，主编的《中国医学大成》选辑历代珍本、善本医著及自撰医药论说计 365 种，闻名海外；著有《彩图辨舌指南》《瘟痧证治要略》《增订伪药条辨》《潜斋医学丛书十四种》等。

何廉臣、裘吉生、曹炳章引领"绍派伤寒"与时俱进，他们结社办刊，著书立说，中西汇讲，义诊施药，倡办医校，开创了"绍派伤寒"历史上最为繁荣、活跃的局面。此时的绍兴已成为全国中医药学术活动的中心，何廉臣、裘吉生、曹炳章因此也被世人称为"绍兴医林三杰"。

12. 徐荣斋

徐荣斋，字国椿，浙江绍兴人。徐荣斋一生对弘扬"绍派伤寒"不遗余力。在曹炳章先生的指导下，徐荣斋结合中西医学汇通的思想，对《通俗伤寒论》12 卷本进行重订，名为《重订通俗伤寒论》。此外，徐荣斋还撰写了其他有关研究"绍派伤寒"的学术论文，为扩大"绍派伤寒"思想在学术界的影响做出了卓越的贡献。此外，徐荣斋还著有《妇科知要》《内科精义》等。

三、后世发挥

（一）寒温统一

自温病理论体系建立以后，中医学界呈现出学术观点有泾渭之别的伤寒学派和温病学派，并且两大学派展开了激烈的学术争鸣，寒温之辨有力地促进了中医外感热病理论的发展，到清代中期便出现了寒温关系发展的新萌芽，即寒温统一。

俞根初从临床实践出发，进行了融合伤寒与温病两种学说于一体的有益探索。《通俗伤寒论》以六经辨证为纲，参合脏腑辨证、三焦辨证、气血辨证，并与气化学说有机结合，以认识和概括外感疾病的发生、发展和演变规律，从而形成了寒温统一的六经气化辨证体系。后世相继有医家沿着俞根初提供的思路不断进行寒温统一的摸索。其中，章巨膺就明确提出要"统一伤寒温病的认识"。而从 20 世纪 50 年代末到 80 年代，万友生先后发表和出版的《寒温纵横》《寒温统一论》《热病学》等著作，更是掀起了寒温统一呼声的高潮。其后，这种呼声一直连绵不绝，至今不衰，很多医家，如方药中、裘沛然、时振声、张学文、邓铁涛、张伯纳、沈凤阁、肖德馨、郭辉雄、李永清、黄梅林等纷纷著书撰文，倡导寒温统一。俞根初作为寒温统一的先行者，其影响显而易见。

（二）其他

除以上众多医家深受俞根初之学说影响以外，后世还有许多医家亦在有形无形中受到其影响。例如，周禹锡在《伤寒论研究纲要》中曾提出伤寒六经证有正病、兼病、化病、坏病等。不难看出，这是受到了俞根初"伤寒……有小证，有大证……有兼证，有夹证，有坏证"之伤寒分型理论的影响。另如俞根初所创立的"凡病伤寒，均以开郁为先"这一治疗原则，被后世寒温各派诸多医家所广泛认同和运用。此外，俞根初创制的许多效验方剂亦经久不衰，且现代中医临床对俞根初方剂的运用不仅仅局限于治疗外感疾病，施于杂病同样疗效卓著。例如，蒿芩清胆汤被广泛用于治疗内、妇、儿各科疾病，如急性结膜炎、急性胆囊炎、胆石症、急慢性胃炎、胆汁返流性胃炎、急性阑尾炎、功能性消化不良、小儿秋季腹泻、慢性胰腺炎、急性肾盂肾炎、急性盆腔炎、更年期综合征、亚急性甲状腺炎、抑郁症、神经官能症等等，只要辨证属湿热郁阻少阳、三焦气化不利者，皆有良好的效果。

综上所述，俞根初本张仲景六经辨证之旨意著成《通俗伤寒论》一书，书中勘伤寒要诀、伤寒本证、伤寒兼证、伤寒夹证、伤寒坏证、伤寒复证、病后调理法七章，解析诊疗伤寒的经验口诀，言简意赅，具有极高的临床参考价值。其诊断伤寒重视四诊合参，六经各主脉、舌及观目，丰富完善了腹诊；治病倡导病证结合，定六经为百病之总诀，六经之中又独重阳明之治；用药以祛邪为主，重视透达，寒温统一；俞根初结合自身的临床经验，自拟灵稳清轻的方剂，组方遣药，法度严谨，轻宣通灵，其中不少已被收入全国高等中医院校《方剂学》教材之中，如加减葳蕤汤、蒿芩清胆汤、羚角钩藤饮、柴胡达原饮等；还专设病后调理，示人治养并重之规范。总之，俞根初立论执张仲景之法，巧变张仲景之方，旁参吴又可瘟疫之说，六经三焦，勘证求源，寒热温凉，奠定了"绍派伤寒"坚实的理论基础，开"绍派伤寒"之端，也展现出其超凡的医学造诣。

俞根初

参考文献

[1] 清·俞根初.重订通俗伤寒论［M］.上海：上海科技出版社，1959.

[2] 清·俞根初.三订通俗伤寒论［M］.北京：中医古籍出版社，2002.

[3] 汉·张仲景.金匮要略［M］.北京：人民卫生出版社，2005.

[4] 宋·王怀隐.太平圣惠方［M］.北京：人民卫生出版社，1958.

[5] 宋·朱肱.活人书［M］.北京：中国中医药出版社，2009.

[6] 金·刘完素.素问玄机原病式［M］.北京：人民卫生出版社，2005.

[7] 明·陶节庵.伤寒六书［M］.北京：人民卫生出版社，1990.

[8] 明·方有执.伤寒论条辨［M］.北京：学苑出版社，2009.

[9] 明·吴又可.温疫论［M］.北京：人民卫生出版社，1990.

[10] 明·吴又可.温疫论［M］.天津：天津科学技术出版社，2011.

[11] 清·李用粹.证治汇补［M］.北京：人民卫生出版社，2006.

[12] 清·柯琴.伤寒来苏集［M］.北京：学苑出版社，2009.

[13] 清·柯琴.伤寒来苏集［M］.太原：山西科学技术出版社，2010.

[14] 清·程国彭.医学心悟［M］.北京：人民卫生出版社，2006.

[15] 清·林珮琴.类证治裁［M］.北京：人民卫生出版社，1998.

[16] 郭霭春.黄帝内经灵枢校注语译［M］.天津：天津科学技术出版社，
1981.

[17] 刘渡舟.伤寒十四讲［M］.天津：天津科学技术出版社，1982.

[18] 李经纬，蔡景峰.中医人物词典［M］.上海：上海辞书出版社，1987.

[19] 郭霭春.黄帝内经素问校注语译［M］.天津：天津科学技术出版社，
1989.

[20] 何任.金匮要略校注［M］.北京：人民卫生出版社，1990.

[21] 凌耀星.难经校注［M］.北京：人民卫生出版社，1991.

[22] 刘渡舟.伤寒论校注［M］.北京：人民卫生出版社，1991.

[23] 孙桐.难经［M］.北京：中国医药科技出版社，1998.

［24］张国俊.伤寒明理论［M］.北京：中国中医药出版社，1999.

［25］郑林.张志聪医学全书［M］.北京：中国中医药出版社，1999.

［26］李志庸.张景岳医学全书［M］.北京：中国中医药出版社，1999.

［27］陈熠.喻嘉言医学全书［M］.北京：中国中医药出版社，1999.

［28］黄英志.温热论［M］.北京：中国医药科技出版社，1999.

［29］孙中堂.尤在泾医学全书［M］.北京：中国中医药出版社，1999.

［30］田代华.黄帝内经素问［M］.北京：人民卫生出版社，2005.

［31］王道瑞.严用和医学全书［M］.北京：中国中医药出版社，2006.

［32］熊曼琪.伤寒学［M］.北京：中国中医药出版社，2007.

［33］杨进.温病学［M］.北京：中国中医药出版社，2008.

［34］张秀琴.灵枢经［M］.北京：中国医药科技出版社，2011.

［35］徐荣斋.关于"我对《重订通俗伤寒论》的疑问商讨"的商讨［J］.
江苏中医药，1965（5）：29.

［36］陈天祥.俞根初与《通俗伤寒论》［J］.中医杂志，1983，（1）：6-9.

［37］王明杰.论"伤寒以开郁为先"［J］.成都中医学院学报，1984，（4）：
1-3.

［38］郁觉初.俞根初与《通俗伤寒论》［J］.安徽中医学院学报，1985，（4）：
6-8.

［39］陈铭.谈谈气化学说［J］.陕西中医，1985，1（4）：55-56.

［40］华浩明，许济群.俞根初制方用药法管窥［J］.上海中医药杂志，
1987，（4）：34-35.

［41］沈敏南.评述《重订通俗伤寒论》［J］.浙江中医学院学报，1989，13
（6）：32-33.

［42］沈钦荣.俞根初伤寒瘥后调理经验述要［J］.中医临床保健，1992，4
（2）：52-54.

［43］沈钦荣.俞根初治外感病特色［J］.中国医药学报，1992，7（6）：
11-13.

［44］董汉良，胡再永.《通俗伤寒论》治外感表证制方用药特色［J］.陕
西中医，1996，17（1）：44.

［45］叶新苗.论俞根初《通俗伤寒论》的诊断特色［J］.浙江中医学院学
报，1996，20（5）：47-48.

［46］沈钦荣，方本荣.俞根初《通俗伤寒论》诊法特色初探［J］.安徽中
医临床杂志，1997，9（1）：48-49.

［47］彭坚.对外感病辨治体系的历史考察［J］.中华医史杂志，1999，29
（2）：70-73.

［48］贾育新.中医腹诊之临床意义［J］.光明中医，1999，14（3）：8-11.

［49］张霆，刘海涛.绍派伤寒源流及学术思想浅析［J］.四川中医，2002，
20（9）：6-8.

［50］邹万成.俞根初学术思想之研究［D］.湖南中医学院，2003.

［51］彭彤.蒿芩清胆汤的临床应用概况［J］.吉林中医药，2003，23（12）：
54-55.

［52］邹万成.对俞根初"三化"学说实质的探讨［J］.湖南中医药导报，
2004，10（1）：2-3.

［53］王邦言.中医腹诊浅议［J］.陕西中医，2004，25（4）：336-337.

［54］杨路歌.蒿芩清胆汤现代研究与临床应用篆要［J］.中医药学刊，
2004，22（8）：1505-1506.

［55］唐志英.俞根初论治外感热病热入心包八法探析［J］.浙江中医杂志，
2005，40（5）：142-143.

［56］沈元良.绍派伤寒的启源浅述［J］.光明中医，2006，21（5）：4-5.

［57］张再良，程磐基.定六经为百病之总诀——重温俞根初的六经证治

［J］.中医药学刊，2006，24（7）：1337-1339.

［58］武建设.俞根初"六经方药"方方有法，法法不同——读连建伟《三订通俗伤寒论》［N］.中国中医药报，2006-08-17（005）.

［59］孟庆云.论气化学说［J］.中医杂志，2007，48（5）：389-391.

［60］陆雪秋.俞根初《通俗伤寒论》传本研究［J］.中华医史杂志，2008，38（1）：57-60.

［61］莫家舜.俞根初《通俗伤寒论》祛湿方剂的配伍规律研究［D］.浙江中医药大学，2010.

［62］沈元良.试论俞根初对外感病学发展的贡献［J］.浙江中医杂志，2010，45（1）：34.

［63］沈元良.三化寒温融合辨证论［J］.浙江中医杂志，2010，45（8）：557.

［64］曾玮恩.论绍派伤寒大家俞根初对仲景学术的继承与发扬［D］.北京中医药大学，2011.

［65］刘柳.清代中期至民国前期寒温融合派代表医家的辨证特点［D］.广州中医药大学，2011.

［66］张宏瑛.浅析俞根初《通俗伤寒论》的特色辨证［J］.浙江中医杂志，2011，46（1）：7-8.

［67］沈钦荣.俞根初辨治感证理论初探［J］.中华中医药学刊，2011，29（2）：2725-2726.

［68］沈元良.绍派伤寒诊法特色述要［J］.浙江中医杂志，2011，46（10）：731.

汉晋唐医家（6名）

张仲景　王叔和　皇甫谧　杨上善　孙思邈　王　冰

宋金元医家（18名）

钱　乙　成无己　许叔微　刘　昉　刘完素　张元素
陈无择　张子和　李东垣　陈自明　严用和　王好古
杨士瀛　罗天益　王　珪　危亦林　朱丹溪　滑　寿

明代医家（25名）

楼　英　戴思恭　王　履　刘　纯　虞　抟　王　纶
汪　机　马　莳　薛　己　万密斋　周慎斋　李时珍
徐春甫　李　梴　龚廷贤　杨继洲　孙一奎　缪希雍
王肯堂　武之望　吴　崑　陈实功　张景岳　吴有性
李中梓

清代医家（46名）

喻　昌　傅　山　汪　昂　张志聪　张　璐　陈士铎
冯兆张　薛　雪　程国彭　李用粹　叶天士　王维德
王清任　柯　琴　尤在泾　徐灵胎　何梦瑶　吴　澄
黄庭镜　黄元御　顾世澄　高士宗　沈金鳌　赵学敏
黄宫绣　郑梅涧　俞根初　陈修园　高秉钧　吴鞠通
林珮琴　章虚谷　邹　澍　王旭高　费伯雄　吴师机
王孟英　石寿棠　陆懋修　马培之　郑钦安　雷　丰
柳宝诒　张聿青　唐容川　周学海

民国医家（7名）

张锡纯　何廉臣　陈伯坛　丁甘仁　曹颖甫　张山雷
恽铁樵